AQUARIUS

AQUARIUS

AQUARIUS

AQUARIUS

後青春 Restart

後青春，更超越青春。

從心理、健康、照護，到尊嚴的告別，

我們重新啟動一個美好的人生後半場。

除了醫療，寫一份「愛護履歷表」，才是最完整與尊嚴的照護

當最愛的人，失智

蔡佳芬
臺北榮總精神科
失智症研究中心
主治醫師

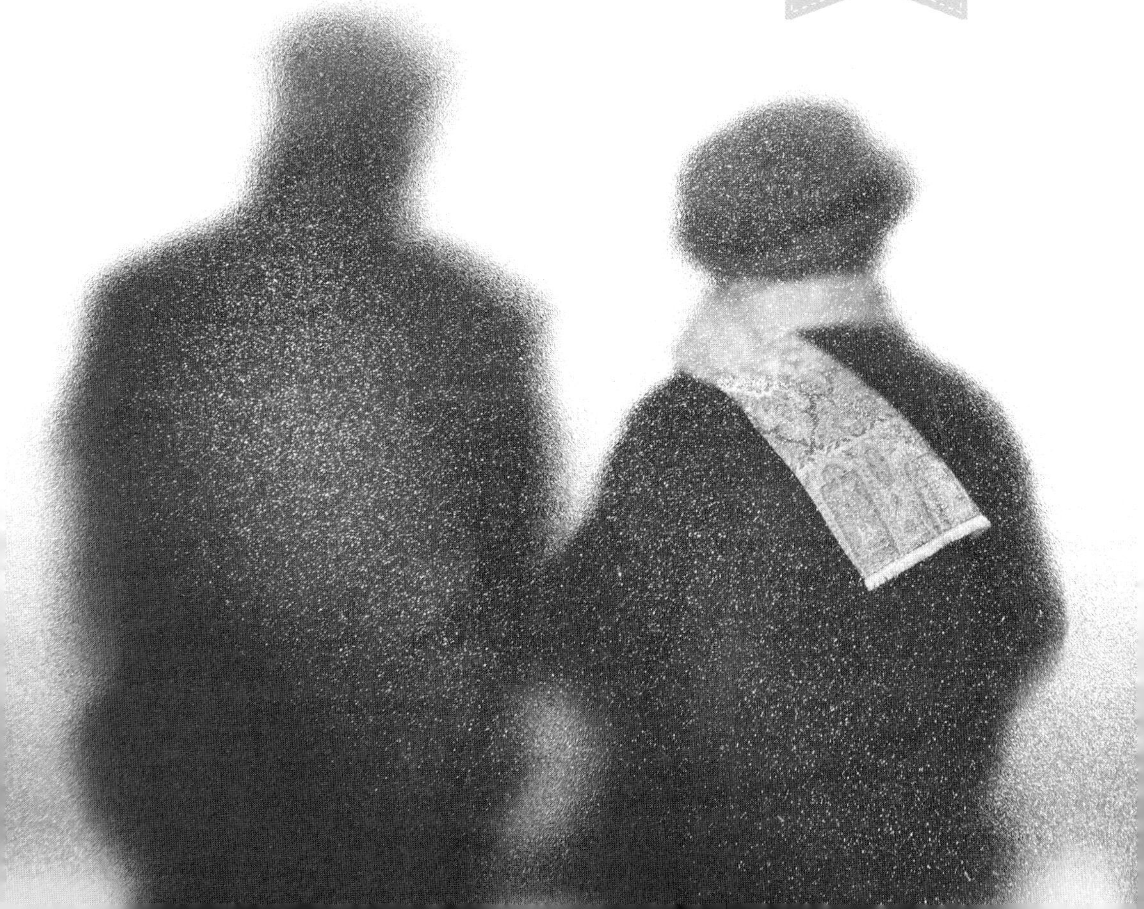

【推薦序一】

照顧失智者，是台灣島上每個人的事

◎吳佳璇（精神科醫師／作家，最新作品為《為什麼開藥簡單，開心難？》）

我是一個精神科醫師，「出道」逾二十年，一直在醫療前線，見證快速老化的台灣。

某日，一位五十出頭的女士，由父母陪同就醫。坐著輪椅的父親，被擱在診間外頭，一頭銀髮的母親則像個小孩兒，緊挨著來治失眠的女兒。

病人要求門別關，方便她張望父親。待母親坐定，最後落座的病人輕輕吁了口氣。

半年前離開護理職場的病人告訴我，為了照顧失智的兩老，單身的她決定屆齡即退。母親發病早，診斷是阿茲海默型；原本擔任照護者的父親，卻因連續中風，大腦退化程度「後來居上」。

「自己的父母自己顧」，身為大姊的病人毅然承擔，三十年護理專業，隻手難敵兩老照護需索。

「開藥簡單，但治標不治本」，我交代完用藥注意事項，忍不住多問，「真不打算請個幫手？」

「母親多疑，曾經請過外傭，被懷疑跟父親有一腿，不時吵鬧，甚至上警局，好不容易以住院收場……」沉默片刻，病人故作輕鬆回應，「我不怕吃安眠藥，只要能睡，我可以的。」

「別……」，逞強兩字還未出口，已在診間遊走的母親突然推開房門，病人連忙抓起處方箋與健保卡，推著父親追人去。

無論是女兒還是兩老，多年來都不曾回診。但我心裡卻覺得，戛然中止在女兒推著輪椅去追老母那一刻的故事，彷彿在日後前來求助的失智家庭不斷地再現與延續；連那天來不及提醒女兒的話，也在診間斷斷續續反反覆覆、隨著愈來愈老的台灣更加頻繁地出現。

如今，蔡佳芬醫師幫了第一線提供失智照護的醫療人員一個大忙。她將診間片段的

推薦序一

照顧失智者，是台灣島上每個人的事

提醒與叮嚀，有系統地寫進《當最愛的人失智——除了醫療，寫一份「愛護履歷表」，才是最完整與尊嚴的照護》。更令人感佩的是，每月平均照顧近千名長者的她毫不藏私，將多年功力淬鍊成各種口訣，不但新手家屬上手容易，連有經驗的照護者看了，也有打通任督二脈的快感。

然而，在收到蔡醫師新書推薦邀請當下，我卻差點兒回絕，只因出版社編輯發出的訊息，和照顧家父的外籍看護所傳來的翻拍地檢署傳票訊息混在一起——檢察官要傳喚確診失智多時的父親，調查他竊取三條廢輪胎的案件。

「失智根本不只是醫療問題，長照2.0也cover不了。」我一面碎念，一面點開傳票的影像檔。

不可諱言，身為一個具有專業背景的女兒，一旦下定決心，疑似失智的父親因我施出「借力使力」的招式，順利地進入醫療系統接受評估，並開始接受藥物治療。

雖說藥物反應不佳不意外，但這些年來，我真怕有一天，成天騎著鐵馬在住家附近收破銅爛鐵的父親，會因定向感愈來愈差走丟，或因判斷力下降，誤拾他人物品，被當小偷扭送法辦。

夢魘成真。就為了三條廢輪胎，父親被警方移送。承辦員警一再勸原告和解，別跟已在警局按壓過指紋的失智老人過不去。可原告認為父親被他逮個正著時，口條豈止有問有答，簡直是牙尖嘴利，惡劣之至。

我無話可說，只因父親確診失智的心理測驗報告，語言智商仍高達一百二十（天啊，搞不好發病前和柯P智商不相上下），但近期記憶力，以及分析事物與判斷是非能力已大幅下降。換言之，外強中乾的他，也是個「只剩一張嘴的男人」……念一轉，我撈出邀請信，決心大力推薦《當最愛的人失智——除了醫療，寫一份「愛護履歷表」，才是最完整與尊嚴的照護》，希望更多人能認識失智、面對失智。我還期待蔡醫師再接再厲，在下本書告訴大家，失智者除了記憶力下降，找不到回家的路，他們還可能變成詐騙集團的肥羊，車禍的肇事者，甚至法庭的罪犯……因此，照顧失智者，不只是家屬和照護人員的事，更是生活在快速老化的台灣島上每個人的事。

【推薦序二】

一本不可或缺的好書

◎鄧世雄（天主教失智老人基金會執行長）

根據國家發展委員會推估，二〇一八年，台灣六十五歲以上的人口比率將超過百分之十四，代表我們已經進入「高齡社會」，而到二〇二五年時，老年人口比率達百分之二十，將成為「超高齡社會」，台灣的老化速度，全球第一。

面對人口結構快速老化、家庭功能式微與失能人口的增加，而失智症一旦發生，便無法治癒，經常成為家屬壓力及社會問題，如何因應失智長輩的照顧，以及長期照護等需求，已經成為老年化社會面臨的重大挑戰之一，這也是全世界各國都在努力的目標。

這次承蒙出版社邀約撰寫本書推薦序。作者蔡佳芬醫師一直以來，除了在臨床上直接與長者、失智家屬、照顧者，接觸、看診，提供最專業的醫學照護與支持外，她更不忘貢獻自己的一份心力，持續向社會大眾推動失智症防治及照護概念，例如她在二〇一五年出版了《記不記得我愛你——愛與記憶的診療室》一書，以自身多年的門診經驗，深刻勾勒出失智症患者與家屬之間的牽絆。

而這本《當最愛的人失智——除了醫療，寫一份「愛護履歷表」，才是最完整與尊嚴的照護》，依舊是以蔡醫師細膩的文筆，同理又溫暖地告訴讀者有關失智者可能面臨的難題，集結了失智者全方位的照護與心理需求，不僅在醫療上有很完整的剖析與最實用的建議，她所提出為失智者寫一份「愛護履歷表」，更是照顧到目前較少人提及的關於失智者的心理層面的需求。因為即使失智了，我們仍希望被當成「一個人」，而非只是「一個病」來對待。對於失智照顧者而言，這絕對是一本不可或缺的好書。

目前世界各先進國家都在倡導失智症的防治概念，也有愈來愈多的研究顯示，受教育、從事自己喜歡的休閒活動、認知活動、體能活動，以及採取地中海飲食的型態，都被證實有助於延緩失智症的發生，以及降低罹患失智症的機率。

天主教失智老人基金會成立十九年來，一直致力於推廣失智症認識與失智症長者的照顧，並於二〇〇一年發起二十一世紀失智長者照護宣言：「認識他」、「找到他」、

推薦序二

一本不可或缺的好書

「關懷他」、「照顧他」，定調為本會服務的四大面向。近年來更積極推動預防失智症的觀念，鼓勵國人從日常生活中做起，降低失智症的發生機率。我們陸續發行「大腦保健體操」DVD；出版《這樣吃不失智》、《不失智的台式地中海餐桌》養生書，以及製作「阿嬤妮動畫」……等，其中，也非常感謝蔡醫師常於百忙中抽空，提供我們關於失智症的專業建議，與本會並肩同行推廣預防。

在《當最愛的人失智──除了醫療，寫一份「愛護履歷表」，才是最完整與尊嚴的照護》這本書中，蔡醫師也特別談到了基金會這兩年開始倡導的「失智症自我管理」觀念，鼓勵民眾能夠利用一些自我管理的方式，將運動習慣、飲食、良好的睡眠等習慣融入日常生活當中。我相信在蔡醫師的努力之下，定能讓更多人對此疾病有適當的了解，同時也能凝聚起這股力量，讓愈來愈多民眾了解失智症的預防，以及開始重視健康的自我管理。在此向讀者推薦這一本好書，這是一本失智症的全方位寶典，也是提供照顧者及社會大眾的一盞明燈。

【代自序】

當最愛的人失智，一個老年精神科醫師的自問自答

出版社的編輯純玲小姐，時常在我撰寫此書的過程中，給予許多寶貴意見與回饋。這份回饋督促我在繁忙的臨床醫療工作中，仍擠出時間一字一字地打出內容。有天將剛寫好的稿件寄送出去，那一回的文章中，以我的祖父為舉例，提到了迷路的安全問題。

電子郵件傳來純玲小姐閱讀後的心得。她回覆的語氣，帶著訝異與鼓勵。訝異的是，她說現在才知道我的阿公也是失智者，鼓勵我能多舉親身的例子，多分享心得，設法更貼近失智者家庭的心聲。

盯著螢幕上的電子郵件，有種難以言喻的感覺在胸口流動。

她的建議很好，但我卻愣在電腦前，不知如何回應。應該說，霎時間，我覺得自己沒

辦法寫出更多了。即便是幸運地出版過幾本失智症相關書籍，過去我卻不曾寫過爺爺的事。因為我並不曾長時間照顧過爺爺。化成文字的這個片段，是好不容易從心與海馬迴的深處挖掘出來，我記憶中僅存最有印象的畫面。

爺爺開始出現退化症狀時，我正在接受住院醫師訓練，只有休假時才能返鄉。倘若遇到值班，即使是年節假日也都得留院工作。只能從電話的那一頭，聽父母及姑姑轉述他們觀察到的現象。不久爺爺便因為其他疾病過世了，他從未接受過正式的檢測，當然也沒有就醫確診過。

在他離開後幾年，我真正學習了什麼是失智症之後，才明瞭過去那些種種，其實都是失智的症狀。

心底的卻步，讓我的寫作進度卡住，直到那天好友Ally Lin心理師在社群網路上寫了一段文字，討論到底是不是一定要親身經歷過才能幫助別人。

她說她不認為一定要完全經驗過才能懂。因為經驗是很主觀的，就算發生相同的事，每個人的各自經驗還是不一樣的。但人類經驗有很大一部分可以「擬似」，也就是用模擬隱喻想像的方式去貼近。

又說，雖然不是完全相同的體驗，但可以透過類比轉移到另一個經驗上，就是所謂的同理心，或者說是試著去感同身受。

這番話讓我重新得著力量，這不就跟我在書中想要介紹的「愛護履歷表」精神相呼應嗎？正因為這是我們的親人好友，所以我們了解他的生命故事，當他需要就醫或是被他人照顧時，我們要如何協助照顧者來認識他？毋須執著於是否能百分之百地認識他，只要能多貼近真實一些，就能讓被照顧者多些友善、溫暖，與尊嚴。

如何透過這種認識，來擬訂個人化的照顧策略？我試著更深入地去想像。試著用我所看到的，學到的，經驗的，來想像。照顧心法是如此深刻而主觀，但願我能以客觀專業來豐富它。

因為知道阿公閒暇無事時總愛騎著機車到處蹓躂，當他開始方向感欠佳，我要怎樣才能減少迷路的風險，又儘可能讓他保有悠閒逛大街的樂趣？

因為知道阿公最擅長的才藝就是唱日本演歌，如果哪天需要轉移他的注意力，我應該會想何不現在cue他唱上一首，輔以熱烈叫好的掌聲，效果應該不錯。

印象中，阿公最風雅的嗜好是坐下來喝杯所謂的台灣老人茶，如果哪天他參與老人團體活動，我應該會故意安排這個梗，好讓他顯顯身手泡泡茶，臭屁一下。

回憶中的阿公很「惜皮」（台語，有怕痛之意），如果他老人家受了傷，我想我得大招盡出，先減輕傷口的疼痛，好讓他不會換個藥就唉甲大細聲。

如果最愛的人失智，我會怎麼做？這是一本這樣的書。

感謝蔡孟釗醫師，廖偉廷醫師，廖一聰先生在撰寫此書時，給予我的協助。

【前言】

最常被忽略的3大失智症警訊

「醫師，我媽媽的報告看起來，結果是怎麼了呢？嚴不嚴重？」凱莉女士遠從海外趕回，風塵僕僕就為聽取母親的檢查結果。

「目前的資料綜合起來評估，媽媽應該是罹患了阿茲海默氏失智症。至於嚴重度的話，如果用世界上最廣泛使用的量表來當標準，可以說是中度了。」

「什麼？已經中度了，那不就表示已經有一段時間了嗎？怎麼會這樣？」

我輕輕點了點頭。初次診斷的失智者家屬，心情上常不能接受這種結果。她眼眶泛紅喃喃地說了起來。「我每次打電話回家，問她好不好，她都說自己很好，還說她什麼事都可以自己來。」凱莉女士落下淚來。

我技巧性地轉移了話題，避免她再追究自己為何沒能早點發現。

我試著鼓勵她，趁著此次返台，好好衡量目前的資源與未來可能發生的情況，把握時間陪伴，並安排後續的醫療照護計畫。

一葉知秋？但等葉落往往為時已晚。古語說：見一葉落而知歲之將暮，說的是如果看到一片葉子掉落，就能知道秋天將要到來。這葉子就如同是過去數十年常常在宣導的「失智症十大警訊」一般。包括了常見的失智症徵兆，例如記憶力衰退，無法勝任事務，說話表達出現問題，時間、地點的概念混淆，判斷力警覺度下降，對於較抽象的概念出現思考障礙，東西擺放錯亂，喪失活動力或是創造力等等，現在都可以輕易地在網路上查詢，甚至是便利商店也都有張貼宣導單張。

那麼，為何我們會錯失了早期發現失智症的機會呢？到底是遺漏了哪一項呢？其實問題就在於，不只是要了解哪片葉子是觀察重點，更在於能否早期就發現細微的「變化」。你是等到葉子都飄落了，才發現這樹木已經乾枯？還是眼尖地觀察到這葉子顏色漸變，由綠轉黃，光澤漸失，似乎營養不良？甚至是氣味稍異，芬多精的清新已然吸聞不到？

又假設我們無法在長輩身旁獲得第一手消息，此種情況下會得到怎樣的資訊呢？「你去窗戶那裡看看，葉子還在樹上嗎？」長輩可能會認真地前往查看，窗外灰暗，只見枝幹搖曳黑影幢幢。長輩瞥了一眼，便回應你說：「有啊，樹上有葉子啊。看起來都差不多啦。」

當一個人出現認知功能障礙時，別忘了，同時也會影響了提供訊息的可靠度。臨床上，常見到家屬回報失智者仍能自行洗澡，但真見到本人，卻發現滿身異味。倘若收治病人入院治療，常發現她確能自行進入浴室更衣，但卻已無法完成洗澡的整套步驟。於是每回洗完澡，髮上依然佈滿油垢，其實這樣的狀況，在日常生活上早就需要他人協助。

「見微知著」，所以一定要掌握「務必親眼所見」，把握「日常蛛絲馬跡」，才能早期發現失智症狀，及早救治。

記憶不好？但記憶還好，也可能是失智症。

第二個容易被忽略的失智症狀則是「非失憶症狀」。

想到失智症，大家第一個印象就是失智者一定是記憶力不好。記憶力障礙的確是阿茲海默氏失智症的最主要特色，但經過一世紀的研究，現在醫學科學家發現至少有數十種不同的失智症。每種都有自己的特徵，每種失智早期的症狀也都不盡相同。

譬如路易氏體失智症的早期症狀可能是睡眠障礙，甚至是出現幻覺。額顳葉型失智症的早期症狀，則可能是性格改變，或是語言功能出現障礙。這些不同類型的失智者在早期時，可能還保有不差的記憶功能，良好的方向感，於是讓親友、家屬難以聯想到他們可能罹患了失智症。

不管是記憶力障礙，或是除了記憶力之外的其他種種功能障礙（如注意力、視覺空間能力、語言能力、注意力、運算能力、定向感、社交認知能力等），要注意的是，他是否出現「以前會，但現在居然弄錯」或是「以前會，但現在不會」的現象，這可能就是失智症的訊號。

第三個容易被誤解的失智症症狀，則是精神情緒行為症狀。

失智者可能會以憂鬱情緒作為初期的表現，也可能出現情緒激動、妄想、幻覺等症狀。如果不知道「原來這些也都可能是失智症所導致」，就容易解讀為是心情不好，可能得了躁鬱症，或是以為失智者得了其他的精神病，甚至將症狀誤解為是「失智者故意」要這樣做，這都是在診間常見的情形。

如果發現身邊邁入初老或老年期的親友出現「以前沒有，但現在卻變得怪異」或是「以前不會這樣，但現在卻變成這樣」的種種情形，就要多想想，是否這是失智症的早期徵兆。

目錄

Contents

目　錄

Contents

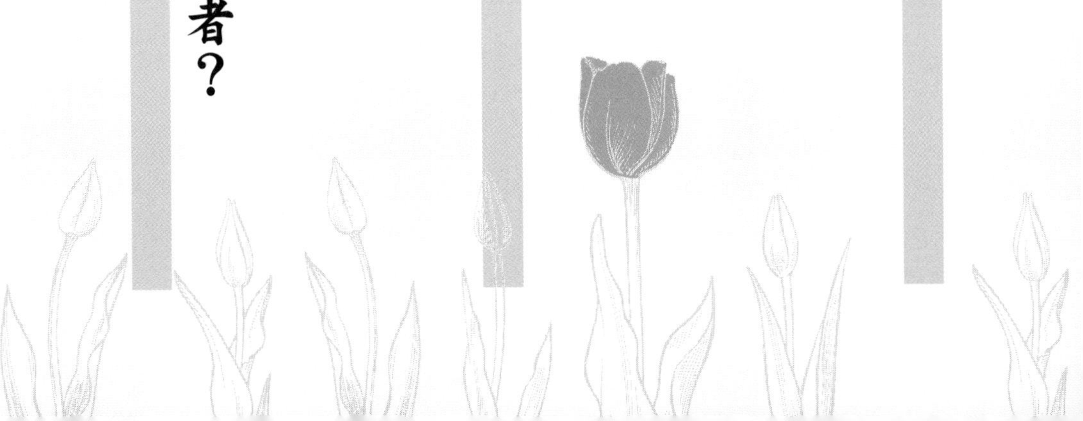

目錄

Contents

目　錄

Contents

目　錄

Contents

輯一

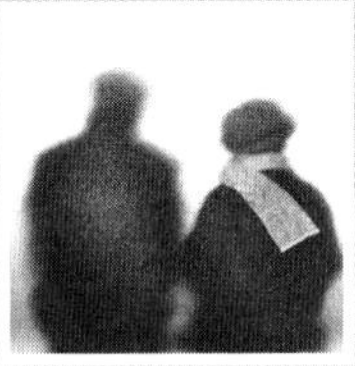

當家人得了失智症

精神科？神經科？失智症究竟要看哪一科？

聽說有好幾個科別的門診都有診治失智症，到底該帶失智的家人去哪個門診比較好？

小廷的奶奶今年八十歲了，兩人的關係很親近。

當小廷的父母工作不在家時，都是由住在一起的奶奶照顧，但最近一年來，小廷發現奶奶的記憶愈來愈差，常常忘記說過的話，因而一再的重複；生活自理的能力也有退步的現象。

當奶奶疑似罹患失智症

但讓小廷及家人們更加困擾的是，從三個多月前，奶奶開始變得疑神疑鬼，覺得她的東西和錢被人偷走，嚴重時，甚至會因此而對家人怒罵，指責家人覬覦她的財產，讓家人不勝其擾。儘管一開始家人們都耐心的澄清、解釋，但卻一點用都沒有。

小廷看在眼裡，覺得奶奶需要醫療的協助，他與家人討論後，決定要帶奶奶到門診就醫。但小廷聽說好幾個科別的門診都有診治失智症，到底該帶奶奶去哪個門診比較好？

明明已經發覺有了問題，但是該尋求怎樣的醫療或幫助最恰當，是身為親人及家屬最關心與在意的事了。一般民眾可能會詢問親友的意見，不過，新世代的子女，可能會上網求助谷歌，或是在臉書發問。運氣好的，剛好碰上有經驗的朋友，就會獲得有助的資訊，但有時反而會搜尋到許多錯誤的網路謠言。

以下介紹初步診斷的就醫過程，讓讀者們作為參考。

現代的醫療愈來愈加的方便及普及，可近性高；但相對來說，醫療的專業分科化也愈來愈複雜。一個常見的下背痛，想要就醫時，往往就會遇到該去哪一科就診的問題，是要掛骨科、神經內科、神經外科？還是復健科？民眾常擔心會不會跑錯科，無法接受到適當的治療。

目前台灣對於失智症的診斷及藥物治療，主要是由精神科及神經內科的專科醫師及團隊來擔當。而當我們選擇門診時，**除了精神科及神經內科門診外，近年來又**

出現了一個所謂的「記憶門診」，到底我們該帶我們所愛的家人到哪個門診就醫呢？以下將對各個門診做些說明：

一、神經內科門診

談到失智症，從過去大家印象較多的是到神經內科的門診接受診斷及治療。在門診中，根據病史的詢問、記憶及功能的評估及影像學的檢查判斷等，來診斷失智症，之後根據失智症的類別來建議藥物及非藥物治療。

失智症為一腦部疾患，在症狀上，可能與其他的神經科疾病相似。神經內科醫師在診治時，依據其專業，會同時與其他神經內科可能造成記憶及功能退化的相關疾病，進行精確的鑑別診斷，如巴金森氏症、水腦症、中風、亨丁頓氏症，及其他罕見疾病等，對症下藥。

倘若平日已在神經內科門診就醫，而近來出現失智症狀，那麼建議應先和原主治醫師討論，釐清病

蔡醫師暖心提醒

如果覺得家人可能罹患失智症，那麼接下來該去看哪一科，該尋求怎樣的醫療或幫助最恰當，往往就是身為親人及家屬最關心與在意的事了。

情。切勿自行斷藥或是自行加藥，反而有可能造成藥物戒斷或是藥物過量的風險。

二、精神科門診

近年來，被家人帶到精神科門診尋求幫助的失智症患者愈來愈多，又因罹患失智症者以老人為大宗，所以失智者診斷及治療，成為老年精神科門診的主要工作項目。

相對於神經內科的專業，精神科專業對於診治失智症有什麼不一樣的地方或好處？

正確診斷出是失智症，還是精神疾患

早發失智症的挑戰；失智症常見的主要症狀，包括有記憶力、定向力、判斷力等認知功能的退化，但也會出現人格的改變，甚至精神、情緒行為障礙等問題。

而有些失智者在早期記憶力衰退還不明顯時，就出現有精神及行為問題，如憂鬱、個性改變，或是怪異行為，這種情況尤其是在年輕型失智（又名早發失智）個案身上最為常見，也容易造成診斷上的挑戰。因為到底是失智症，或是其他精神疾患，需要仔細地鑑別診斷。

以憂鬱症為例，其罹病高峰約落在四十歲左右，而現今台灣老年憂鬱症的盛行率也高達百分之二十。**憂鬱症除了憂鬱等情緒症狀，也可能造成個案的注意力及記憶力等認知功能減退、活動力下降、社交退縮及生活功能受損等，與失智症相似的症狀，此種情況又稱作「假性失智症」**。

藉由精神科的專業，可以更好的區分及鑑別診斷病人是否為失智症或者是精神情緒障礙導致的功能衰退，進而有更適當及有效的治療。

再以妄想幻覺為例，有些路易氏體失智症個案被帶來門診求醫時，是因為出現有妄想或是幻覺症狀，如被害、被偷妄想，或是視聽幻覺等，而此時個案的記憶力衰退尚不明顯，專業的醫師應對於此種狀況小心判斷其是否有失智症的可能。

處理失智者的精神行為症狀

前文提及，其實超過半數的失智者，會在病程中出現精神情緒行為障礙等相關問題，如憂鬱、重複行為、妄想、幻聽、睡眠障礙，甚至激躁及攻擊行為。這些問題除了會影響失智症本身的病程，造成病人功能下降，生活品質變差，也帶給照顧者很大的壓力和痛苦。

為了控制此類症狀，治療的選項之一是使用精神藥物。這些藥物包括抗精神病劑、抗憂鬱劑、抗躁鬱劑、抗焦慮劑、鎮靜安眠藥物等。

藥物的效果雖然不差，但是副作用也相當顯著，所以國際醫學會都建議，必須謹慎小心地使用這些藥物。

除了低劑量使用，並密切觀察副作用之外，**建議應和醫師維持溝通討論的互動，在失智者穩定時嘗試減少，或是移除這類藥物。**

除了藥物，也建議應該多多藉由提供家屬適當的疾病症狀知識，或是共同擬定照護策略，來處理精神行為障礙問題，讓患者獲得更好的照護，照顧者也能得到更好的生活品質。

失智者與照護者的心理支持與治療

即便如此，失智照顧的道路是漫長而充滿挑戰的。在這旅程中，輕度失智的個案可能會出現疾病適應的困難，進而對生病與生命的意義產生疑惑與痛苦。

同樣的，失智症的照顧者，在面臨最愛的親人罹病，**失智症衝擊彼此的關係，也可能會在此時出現內在的**

蔡醫師暖心提醒

台灣老年憂鬱症的盛行率高達百分之二十，所以家人究竟是失智？還是憂鬱症？需要詳加檢查與判讀。

衝突與自我的危機，甚至是可能遺傳到失智症的恐懼與煎熬，除了藥物，更需要心理的支持。

精神科依照專業，應提供各式的心理介入與治療，協助個案與家屬。

三、記憶門診

翻開醫院的門診掛號單張，可以發現有些醫院設立了專門診治失智症的「記憶門診」，或是貼心地在醫師的專長欄上註記「失智症」。這是最方便民眾了解的方法之一。

這類記憶門診通常包括精神科與神經內科兩個專業的醫師，除了擔綱的醫師平日即熟稔於失智症的診療外，此類門診的特色另外有：

1. 整合單一窗口：由於**失智者多半為老年人，常見同時患有三高等慢性疾病。倘若病況穩定，可由單一醫師提供整合性診療及藥物開立，方便家屬照護，也可減少不當多重用藥的機會。**

2. 醫師、護理師、心理師、社工師、職能治療師等多專業組合而成的團隊參與：門診仍以醫師為主，但可經由醫師轉介，接受其餘專業工作人員的協助。舉例來說，需要心理治療的個案或家屬，可請醫師轉介。

3. 疾病的診斷、評估、治療、衛教、諮商、照護訓練等無縫連接的服務：各家醫院在政府的鼓勵之下，不定期會辦理各項照護課程或講座。有需要的家屬可主動詢問醫師。

4. 提供所需資源的連結：如身心障礙手冊的申請開立、社會福利補助的證明、各種復健治療的轉介，或是日照中心、安置機構資訊的提供等。倘若有需社工提供社會資源的資訊，也可請醫師協助轉介。

專業而完整的失智症團隊，可以提供失智症者全方位的診療與照護，可說是失智照護旅程的第一步。

雖然因城鄉差距，有些地方仍缺乏具規模的醫療團隊，有鑑於此，由許多醫師及其他專業人員所組成的台灣臨床失智症學會，在過去的數年間，推動失智症的繼續教育，讓醫師們持續學習以取得認證，精進失智症的診療能力。

台灣失智症協會在網站上提供了全台各縣市的失智症診療醫師推薦名單，供大家參考。

參考資源：社團法人台灣失智症協會http：//www.tada2002.org.tw/

台灣臨床失智症學會失智症推薦診療醫師

當最愛的人可能失智，在心中焦急之餘，請記得要保持冷靜。尋求專業醫療的建議，及早確定診斷，及早接受合適治療。

6大方法，幫助你帶失智者就醫

小廷和家人討論後，決定到附近醫院的精神科記憶門診求治，但奶奶堅決不同意，她說她又「沒有生病」，甚至懷疑家人帶她就醫的目的……

常常遇到家屬詢問，要怎麼帶不願就醫的失智者來門診就診。

失智症和其他內、外科不同之處在於，失智者有可能因為尊嚴受損的緣故，雖然不否認自己「記憶力變差」，但卻不覺得自己「有需要」就醫。另一方面，則是受到疾病的影響，認知功能下降，沒有病識感，不覺得自己「有問題」，或者如同故事中小廷的奶奶一樣，因為出現精神症狀，拒絕家人的幫助及就醫治療。

許多家屬並非沒有察覺失智者已經出現狀況，也非對他們不關心，而是苦於屢勸不聽。

經過多年臨床看診，和許多失智者的家屬共同努力發想，歸納出一些策略和方法，供大家參考嘗試。希望能讓更多失智者，順利地到門診接受診斷及治療。

一、順水推舟

失智者常因為沒有察覺自身的症狀，或者是不願意承認，甚至會因被要求去看門診而與家屬發生衝突。

遇到這種情形，**建議家屬等待適當時機**，畢竟失智者多為老年人，不免會抱怨其他身體方面的問題，如：頭痛、頭暈、睡不好、胃口不好、便祕等。不先說是要看什麼門診，就順著他們原來的抱怨，這是失智者鬆口「承認」的問題，通常接受度較高。

藉此機會，建議他們到門診，進行詳細「檢查」或是諮詢醫師的意見。如此病人會有較高的意願就醫，因為目的就是處理這些身體方面的問題。

記得到診間時，也要藉機告訴醫師，有上述的情形。有經驗的醫師，會順勢接球，一方面安撫失智者，一方面進行必要的檢查。

二、借力使力

現在各地方政府都將基本的失智症篩檢，納入「老人健康檢查」的項目之一，因此可利用此機會，讓銀髮個案接受初步的篩檢。

倘若是有自費身體健康檢查的機會，也可向醫院詢問，是否能增加失智篩檢的相關項目。**以關心及維護身體健康為由，帶失智者到醫院進行全身性的檢查。這些健康檢查均會寄送一份報告單，或是完整的書面報告。**接下來，再藉著「通知說你需要複檢」等理由，轉到相關門診，接受進一步的診療。

在我的臨床經驗中，就有不少民眾是拿著地區醫院診所的報告前來諮詢，最終獲得及早診斷及治療的機會。

三、偷龍轉鳳

有些家屬情急生智，先對失智者提出是自己有狀況需要來醫院看病，但是一個人會有點害怕，希望病人陪同一起來就醫，然後就診時，藉機與醫師說明原

蔡醫師暖心提醒

有些失智症患者並不是沒意識到自己出現了問題，但有可能是心裡害怕，因而拒絕前往醫院就診，而當家人勸他時，他反而發怒，以掩飾自己心裡的惶恐與不安。

委。

醫師了解後，會邀請病人一同進入診間，藉由病史詢問的機會建立關係，也「順便」了解病人的一些狀況。**透過有經驗的會談，達到「既然來了，就順便一起看」的目標。**

其實，有些原本抗拒的個案，並不一定是沒有病識感，反而是有種逃避面對現實的心態，也就是「去看就會有病，不去看就當作沒事」，又或是單純地「害怕看精神科」。

不過，等到放開心與醫師進行會談後，通常會發覺就醫並不如想像中恐怖，甚至願意承認「我也覺得我的記憶力變差了」，而主動接受評估，達到診治的目的。

四、投其所好

有時失智者對於平日親近的家人的意見反而較不願意聽信，更不用說配合就醫。

這是因為失智者倘若因精神症狀而出現對立爭執時，常常是

蔡醫師暖心提醒

當家人可能患失智症，卻無論怎麼勸都不肯就診，或許最關鍵的是，我們能否把自己想像成家人？想想為什麼家人不願就診，那麼，或許答案就會出現。

針對平常較有來往的親人。**此時可以尋求患者願意相信的人協助，有可能是疼愛的孫子孫女，平常不住在一起，但關係好的親戚，或過去的好友等，由他們出面來說服病人至門診就醫，甚至可以一起陪同就醫。**

五、明槓暗合

臨床上，有時病人會因為精神行為症狀的干擾，與家人間發生爭執，甚而出現激動及暴力行為。

通常這個情況出現時，失智者可能會否認自己有任何問題，反而指責是家人故意針對他、迫害他。此時可**藉由提出找「第三者」尋求公道的方法，也就是激將法，將他勸說來門診就診**，由醫師來「判別」到底是否有問題。

但是這個方法較不容易處理。倘若醫師默契不足，容易引起失智者遷怒醫師，反而破壞了醫病關係。

建議留作不得已的替代方案，非不得已時不要使用。

六、強制就醫

當無計可施時，有些家屬會想，是否有可能強制失智者就醫呢？

根據「精神衛生法」，法案中明定強制治療的條件為：「嚴重病人有傷害他人或自己之虞，經精神科專科醫師診斷有全日住院治療之必要者。」不過一般民眾最不了解，也最容易誤解的就是「嚴重病人」的定義，常誤以為只要有情緒不穩，或是有暴力傾向的就是嚴重病人。

其實，所謂的「嚴重病人」是一個法律名詞，指的是「病人呈現出與現實脫節之怪異思想及奇特行為，致不能處理自己事務，經專科醫師診斷認定者」。所以當失智者被帶往醫院求診時，醫師第一步就需要診斷其是否符合嚴重病人的定義。情緒不穩、有暴力傾向的人不一定就符合此項規定，所以並非每個情緒不穩或是有攻擊行為的人都會被強制治療。

接下來，醫師會依據病人的病情嚴重性來判斷其是否需要住院治療，並徵詢病人。

如果病人同意治療，那就不需要牽涉到「強制住院」。倘若失智者拒絕接受住院治療，這種狀況又分成兩種情形：第一種狀況，失智者不符合「精神衛生法」規範的「嚴重病人」定義；第二種狀況，失智者已符合「嚴重病人」的定義，但是沒有明顯自傷傷人的危險。

此兩種狀況，因為均不構成法律規範中的強制治療的要件，所以醫師只好善盡告知其不治療的風險，建議以其他方式治療之後，讓病患離院。因為在未符合法律規範的狀況下，若還是強制個案住院，就可能因侵犯其人身自由權導致法律糾紛。

若失智者的狀況已符合「嚴重病人」的定義，且有自傷傷人的危險，就可由兩位精神科專科醫師進行鑑定，並向「審查會」申請許可強制住院。但若「審查會」審查未通過許可強制住院，醫院還是得讓病人離院。

擅用「同理心」

如何帶失智者來就醫？的確是個不容易的挑戰。每個家庭可能面對的狀況都不同，上面提供的方法，是擷取臨床上的經驗整理而成，提供讀者作為參考。

其實**訣竅就在「仔細觀察，抓緊時機」，從日常生活中，發覺可以施力的點，再加以運用。不過，最重要的還是運用「同理心」，設身處地的去了解失智者拒絕就醫的可能原因**，到底他們的想法為何。

有些患者並不是沒有發現自己的問題，而是拉不下臉去承認；或者是害怕自己真的得了「不治之症」，不願意去面對；或者是因為時常的衝突而負氣，不願配合。

只有靜下心，設法去了解，才能見招拆招，無招勝有招，讓失智者能夠順利的接受診療與協助。

當最愛的人失智，卻又不願就醫，先別恐嚇他，這樣對病情不利，也別對他生氣。試著轉個彎，拐個角，或是來個假動作，盜壘、滑壘都可以，想辦法做球給醫師，一起得分，就是勝利。

家人陪同失智者就醫時，可以做哪些準備？

小廷和家人經過一番努力，總算讓奶奶同意一起到醫院來檢查。因為難得奶奶願意配合，他希望能夠在診間就讓醫師完整了解奶奶的問題和家裡現在的處境，給予最好的評估和治療建議。有什麼是可以事先準備的嗎？

許多失智者對於自己的症狀缺乏病識感，對家人、朋友來說，當好不容易說服失智者到門診就醫，卻因為種種狀況，讓就醫過程無法順利完成，實在是很灰心、氣餒的一件事。

正因為帶他們就醫不容易，所以：

一、事先了解初次就醫時可能會面臨的診療內容，或許有助於家屬事先在家中鋪陳，讓失智者有心理準備。

二、預先想好可能會遭遇到失智者怎樣的推託、抗拒，並先準備可能安撫的話語或理由。

三、除此之外，**失智症的診斷過程，也需要熟知失智者情況的家屬、親友，提供醫師對於失智者日常生活功能及情緒、行為的觀察。**

事先了解醫師可能會詢問的資訊，也能協助在血汗醫療中奮鬥的醫師們，能在有限時間下，更詳實且快速地掌握失智者的狀況。

初次看診的狀況

首先，我們先來了解一下，初次看診的情形可能會是如何？以下的描述是以台北榮總精神部的記憶門診為參考範例。每家醫院，每個病患，醫師會依照專業判斷來決定需要評估、檢查的項目，內容會有些許不同。

臨床上，對於失智症的診斷及評估，很重要的一部分是患者的病史，包括失智者本身的病史、過去身體重大疾病病史、外傷及手術史、精神疾病病史；個人生活史，如職業、學歷、藥物使用、抽菸喝酒，甚至是嗜好、興趣等。

而這部分的情況，**除了病人本身陳述外**（但由於失智症者記憶力衰退及精神症狀干擾等問題，常常並無法完整的陳述事實狀況），**很重要的，是由身旁主要照護**

者的資料提供。

良好完整的病史提供，可以幫助醫師做出正確的診斷，並提供根據病人本身的症狀、家中產生的問題、照顧者面對的處境等各方面的**「客製化、個別化」治療策略，讓病人及照顧者獲得更好、更適當的醫療**。

那麼，有哪些是照顧者可以在到門診前先行準備的呢？

由「主要照顧者」說明病人狀況

誰是主要照顧者？在門診時，許多關心失智者的家屬一起陪同前來，大家你一句，我一句地表示意見，提供的資訊如果方向相同倒是還好，有時每個人看到的方向不一致。這時候就要先釐清，誰是主要照顧者，由他來做主要的說明者。或者是說，誰是最了解失智者情況的親友，由這位親友來提供資訊，會讓醫師得到較為可靠的內容。

如果失智者平時獨居，並未與子女同住，也應向醫師說明清楚，好讓醫師有適切的判斷。

千萬不要因為家庭中不好意思啟口的種種問題或關係，導致對於症狀或病史的描述避重就輕，或是選擇性的陳述。特殊內容也可請求醫師予以保密。

失智症的病史

接下來就是針對失智症的主要症狀加以描述，在這裡要提醒大家，**失智症的症狀，包括認知功能退化、日常生活功能退化，以及精神情緒行為障礙**。

這三個面向的狀況如何，有，或是沒有，都需簡短對醫師說明。

1. 認知功能變化

認知功能包括學習與記憶能力、注意力、方向感、執行功能、語言功能、社交認知功能等。

此部分可以由家人說明什麼時候患者開始出現上述問題，如開始忘東忘西，無法弄清楚人事時地物，是否做出不適當的判斷，說話常常卡住不順，甚至有迷路過等，以及從剛開始發覺到現在已經有多久時間，是否持續的變差，還是時好時壞。

2. 日常生活功能的變化

此部分包括工具性日常生活功能及基本自我照護日常生活功能。

工具性日常生活功能：指的是失智者什麼時候開始出現理財、購物、使用電器電話、就醫、吃藥、做家事等功能上的退化。

自我照護日常生活功能：指的是自行洗澡、吃飯、大小便、穿衣、刷牙洗臉、行走、就寢等功能的退化。

除了告訴醫師功能退化的內容之外，也可以大略告知已觀察到這些退化有多久的時間。

3.精神及行為障礙問題的產生

何時開始出現個性的改變、情緒的改變、妄想及幻聽等精神症狀、激躁、暴力、日夜作息改變等。

精神及行為障礙問題有可能會早於記憶力衰退問題出現，所以需要回顧病人更早之前的狀況。

就醫治療史

之前是否就已經有針對這些問題就醫過？當時的診斷及檢查結果為何。

如果能提供這部分的情況，更能幫助醫師做出判斷。

其他症狀

例如，是否有運動上的障礙，如手抖、走路不穩、下肢無力，還是有大小便控制不佳的情形。

過去病史

包括過去是否有其他身體上的重要疾病，如高血壓、高血脂、糖尿病、心血管問題、腦中風、癲癇、腎臟、癌症、內分泌、免疫問題等，且目前是仍在治療中，或者是沒有接受治療；過去是否有過頭部嚴重外傷或重大手術；過去是否有精神科病史，診斷及治療情況為何等。

個人及家庭生活史

包括過去是否有酒精問題、非法藥物使用、過去職業、學歷、目前婚姻狀況、目前家庭支持，甚至是經濟狀況等。

家族史

主要是針對失智症，提供病人本身的直系及旁系親屬三代內是否有失智症的病史。

若有重大的腦部相關疾病，如中風、巴金森氏症，或是精神疾病的家族史，也建議提供。

藥物使用史

可了解病人過去用藥是否效果不佳，或是對某些藥物耐受不良。目前用藥史則是可協助評估，藥物是否會導致或惡化目前的症狀，及評估之後藥物的使用是否會造藥物間的不良相互作用等。

由於高齡的失智者常會同時需服用慢性疾病用藥，項目繁多，**建議家屬可整理目前用藥，列出藥名、劑量及使用時間**，供醫師參考。

如果無法辨識藥名等細節，則建議將標示有藥名的藥袋或處方箋一併帶到診間，必要時，可提供醫師作為參考。

雖然現在健保卡上有雲端藥歷可供醫師查詢，但此查詢功能有其極限，仍比不上家屬確認失智者真正服用的藥物明細。

先處理失智者及照顧者，感到最困擾的地方

失智症狀範圍廣泛且症狀複雜，有時需分段處理。家屬可提

蔡醫師暖心提醒

對於失智症的檢查，我們有時會說是「考試」，但考量到失智者的心情，避免他們排斥，我建議用「只是簡單問問題」或「這是健康檢查的一部分」來取代。

供目前病人的症狀中，哪個部分對於他個人造成較大困擾與不適。

另外，也提供照顧者於照顧上感覺最困擾及壓力最大，而需要幫助的地方，或者是照顧者的期望等，讓醫師在安排治療方式或建議照護策略時參考。

蔡醫師暖心提醒

失智症的檢查，有些無法當日即完成，我建議家屬請勿向失智者保證「只要來一次，就好了」或是「待會兒就做完了」等承諾，以免讓失智者失望或情緒不穩。

自我傷害與傷害他人的風險，易被忽略

失智者受到症狀影響，可能會有自我傷害的風險，例如不吃不喝，甚至出現自殺企圖。這一點常被忽略。

相對的，也可能會有傷害他人的危險，例如受到妄想干擾，試圖攻擊他人，或是誤認鄰居霸占自己的房子，而想潑灑汽油等。

有這些狀況的失智者並不多，但若出現自傷或是傷害人的風險，可能需要緊急處置。請主動向醫師說明狀況，好及時進行相關處置。

透過家屬或照顧者的協助，能夠讓門診醫師更快速、準確的了解問題，並做出正確的診斷及評估，以及安排需要的檢查，才能給予病人適切的治療及提供家屬需要的照護指導等。

失智症的門診流程

小廷和家人努力的回想奶奶這一年多來的狀況，將她出現的主要病狀及問題等記錄下來，準備在門診時提供給醫師。

不過在就醫前，小廷還是有些疑慮，例如到門診後診療的流程會是如何？除了問診，是否還需要安排什麼樣的檢查？

病人來到門診後，又會需要接受怎樣的檢查？下面列出一般失智症的門診處置流程：

實施認知功能評估檢測，或安排精神情緒行為評估測驗

對於失智症患者，門診中可以使用量表來評估病人心智能力，如MMSE（Mini-Mental State Examination，簡易智能量表）及Mo CA（Montreal Cognitive Assessment，蒙特利爾認知評估）。另外，有時也會運用NPI（神經精神評估）來評估失智者的精

神行為症狀。

在門診進行這些評估，約需十五分鐘。**有些失智者會視之為「考試」，而有排斥的心理。所以我建議不要使用此類的說法，可以改用「只是簡單問問題」，或是「這是健康檢查的一部分」來取代。**

而在施測過程中，陪伴的親友切勿心急地提示失智者答案，或是在失智者答錯時，露出傷心懊惱的表情。

醫師在評估後，若認為有需要，可能會另外安排時間，由心理師施做更完整的精神狀況及心智功能評估，例如CASI（Cognitive Ability Screening Instrument，認知功能障礙篩檢量表）及CDR（Clinical Dementia Rating，臨床失智量表），或是語言功能等。整個評估視個案不同，可能需要兩到三小時不等。

影像學檢查

安排腦部的影像學檢查，可以排除腦部結構性問題所造成的失智症狀，例如腦中風、腦部腫瘤、水腦症等，也可以評估是否有腦部萎縮、海馬迴萎縮等情形。

可能安排的影像檢查，如腦部電腦斷層、腦部磁振造影、腦部正子攝影（其中，腦部正子攝影健保不給付）。

不過，這些檢查，多為預先開立檢查單，也就是說無法當日即完成檢查，所以**我建議家屬請勿向失智者保證「只要來一次，就好了」或是「待會兒就做完了」等**

承諾，以免讓失智者失望或情緒不穩。

實驗室檢查

實驗室抽血檢查可以用來排除其他，如缺乏維生素、貧血、肝腎功能等所造成的失智症狀，如全血球檢查、甲狀腺功能、肝腎功能、梅毒血清抗體、維生素B_{12}及葉酸等。

若檢查不含血糖、血脂肪等必須空腹才能進行的項目，則可於當次即完成抽血。

最近台灣也引進以抽血來檢測體內的毒性蛋白濃度的檢驗項目，但由於是自費檢測項目，是否需要進行此項檢驗，我建議由醫師與病患或家屬共同討論後再決定。

診斷及治療

當所有檢查及評估報告完成時，才能對於診斷進一步的確立，並且擬定藥物或是非藥物治療策略。

失智症專門用藥需經醫師向健保局申請審查，通過後才能開立使用。倘若審查未過，則需自費使用。

審查時間大約需要兩至四週。若有嚴重之精神行為症狀困擾時，經與醫師討論，或可能於初次門診時，便開始進行藥物治療以控制症狀。待之後完整報告出爐，再去審視是否需要修正藥物。

小廷及家人帶奶奶到精神科門診看診後，經過評估及檢查，確定奶奶得了失智症。

醫療團隊細心的與家人解釋奶奶目前的狀況、後續的治療策略，以及如何追蹤治療。在經過數月後，奶奶的狀況已經較為穩定。

小廷的家人經過醫師的指導，也了解如何提供更好的照護，讓奶奶可以持續維持功能的穩定。

失智症分輕、中、重，家人目前是屬於哪一個階段？

我常聽到家屬對我說：「蔡醫師，他都這麼嚴重了，怎麼可能只是中度？」

在認識失智症的病程與特色之後，對於失智者家人很重要的一點就是，家人目前到底是處於失智的哪一個階段。

許多失智者家屬都會問我：「蔡醫師，請問他現在是失智症輕度、中度，還是重度？」

不過，往往在我說明評估的結果之後，也常聽到家屬對我說：「他都這麼嚴重了，怎麼可能只是中度？」

為失智者「訂做」照護計畫

其實，雖然臨床醫學上將失智症區分為輕度、中度以及重度，不過，對於失智者而言，**他們更需要被協助的是，藉由家屬的觀察，細分出「失智者還會什麼」以及「失智者已經不會什麼」**。

因為不同種類的失智症，在病程的不同時期，會有不同的變化，再加上每個失智者，其實都是不同的個體，擁有不同的教育背景、工作經歷、社經文化等，可以說每個人都不一樣，不過，**最理想的方法就是「訂做」**。

就像訂做合身的衣服一樣，首先必須丈量身形，得出精確的數字，再來詢問個人的顏色或是對衣物質料的喜好，最後才能打造出一件合適的衣服。

如果把這種精神應用到失智照護上，就需要從日常生活中的不同面向，去了解失智者目前的狀況，蒐集相關資訊，才能擬定一個更適當的照護計畫。

舉例來說，他是否還能自行完成洗澡、更衣的動作？

每天走到公園運動，是否需要陪伴？吃東西時會需要協助準備飲食嗎？天氣變化時，能不能選擇適當的衣物？走路步伐如何？會不會容易跌倒？過馬路安全嗎？會不會亂闖紅燈？他喜歡寫書法嗎？他喜歡養寵物嗎？

不能「高估」失智者的能力

作為一個照顧者，我們必須對失智者的能力有個完整的評估。

如果我們高估了他的狀態，或者是設定了過高的期待，總以為如果他再努力一點，就可以做到這些、那些，那麼，可能會讓失智者處於風險中。

例如，認為失智者可以一個人留在家中，結果失智者動念煮了開水，卻忘了關火，引起了火災。

或是為了不讓失智者老是在挫折中過日子，所以好意安排失智者參與一些活動，但卻**忽略了他們能勝任的程度，失智者因為覺得自己明顯地比不上別人，進而排斥繼續參與這些活動，甚至出現憂鬱、焦慮的情緒。**

日前有位家屬向我述說照顧失智母親的經歷，讓我不勝唏噓。

單身的她，一個人照顧母親。她為了能在自己白天上班時，讓失智母親不感覺孤單無聊，於是在家中飼養了兩隻寵物狗，分別叫作粉粉和霧霧。

看到母親非常喜愛兩隻狗，

蔡醫師暖心提醒

當我在診間詢問失智者平日都在做什麼，而我滿常聽到：「孩子對我很好，都幫我處理好了。我什麼事都沒有做。」

其實，這對失智者來說，反而不是一件好事。

她覺得這安排很好。沒想到母親因為記憶力與辨識力下降，常把兩隻狗弄混。母親對著霧霧叫粉粉，又將家中的物品誤當成食物來餵食狗兒，狗兒當然不吃。

母親認為連狗都不理睬她，叫了也不應，餵了也不吃，她竟變得傷心埋怨。

其實這份安排充滿女兒溫暖的心意，以及想要透過寵物來療癒母親的美意，但因為女兒沒想到母親的能力，已經無法勝任這個活動安排。

不過，換個方法，**或許可以考慮購買專為失智者研發的電子寵物**。透過人工智慧的方式產生互動，也不失為一個替代式的陪伴。

也不能「低估」失智者的能力

反過來，如果對於失智者設定的期待過低，或是過度擔憂失智者會因為進行活

蔡醫師暖心提醒

如果我們對失智者設定了過高的期待，總以為如果他再努力一點，就可以做到這些、那些。

而做不到，是因為失智者不夠努力，這也會讓失智者感到灰心與挫敗。

動而有危險，或是認為生了病就無法做好任何事，這個也不讓失智者嘗試，那個也不肯讓失智者做，其實，這**反而會讓失智者喪失了活用仍有功能的機會，以及減損了失智者的尊嚴與生活的樂趣**。

我時常在診間詢問失智者平日都在做什麼，而我滿常聽到的一類回答，就是：「孩子對我很好，都幫我處理好了。我什麼事都沒有做。」

其實，**最好的方式，應該是在評估過失智者的情況之後，經過適當的訓練，並且在大家的鼓勵下，讓他們盡量參與日常生活事務，進而加強生活功能**。從基本的自我照顧，穿衣、進食、如廁、洗澡等，以至於複雜點的日常生活內容，例如摺疊衣物、簡單打掃、幫忙準備食材，或是幫忙試試晚餐的味道夠不夠。

這個原則聽起來很簡單，但是執行起來卻不容易。

家屬常有個疑問，他好像這個困難的還能做，可是為何另外這個簡單的卻不行，到底是怎麼一回事。

真實的情況是，**我們所以為的簡單或困難，對失智者來說，卻不一定是同樣的情況**。

為失智者做「日常生活功能心智圖」

失智症種類的不同，或是病程的嚴重度不同，會影響不同的功能。導致失智者某些事務還可以，某些步驟，卻已無法自行完成。

需要透過仔細觀察與個別分析，找出哪些可以，哪些不可以，勾勒出一份屬於失智者的「日常生活功能心智圖」，所以才會說，了解失智者目前的功能狀態，對於擬定他的照護計畫，是很重要的步驟。

還有一點要提醒，隨著病程的進展，他們的功能也會起起伏伏，因此這個評估的步驟也就需要跟著不斷循環、更新。

當最愛的人失智，須留心觀察，適度期待，適度協助，建立節奏。如同帶領人跳舞一般，一邊唱和打拍子，一邊提示並扶持，共同舞出失智照顧的華爾滋。

我該告訴家人，他得了失智症嗎？

要不要對失智者說他得了失智症？
如果要說，那該怎麼說？又該由誰說？

「醫生，我要不要告訴爸爸，他得了失智症呢？」一位失智症家屬開口問我。

「有些失智者家人會選擇坦白告訴家人，雖然他們知道失智症患者本身不一定能理解自己患了失智症，但是他們認為知道這件事是失智症患者的權利。你會擔心告訴你爸爸這件事嗎？」我試著分析家屬糾葛在心中的問題。

「嗯，因為爸爸年輕時就認為自己一向健康，不可能會罹患失智症，現在也常常說自己腦筋很好。他認為來看你是因為睡眠品質不好，我怕跟他說清楚之後，他就不肯再來看你了。」

「也是有許多人有著跟你一樣的顧慮，所以選擇隱瞞這個診斷。這也是一個辦法，我們也會盡量配合。」我同理家屬的擔憂。

「唉，可是我爸爸一直要自己開車出去逛逛，不肯讓我們幫他開車，也不肯讓我們陪著。但是他開車的能力已經退步了，在路上險象環生，我坐在右前座幾乎都要尖叫了。我編了好多種理由，勸他不要開車，他還是一天到晚想自己開車出門。遇到這種情況，我真的很想直接告訴他，他得了失智症。」

說與不說，都有為難，也都有道理。

更彈性的做法與說法

當你最愛的人失智，你會不會告訴他呢？過去的調查研究指出，失智症的診療醫師幾乎百分之百會在確定診斷後，告知家屬，病患被診斷為失智症，然而，卻只有一半左右的機率，醫師會明白告知失智者本人。

近年來，由於對病人自主權的重視與倡導，歐美國家的失智症學會或是相關組織，對於是否告知病患本人診斷，多採取建議告知的立場。主要就是根源於對病人應該享有自主決定權利的尊重。

認為病人有權知道自己罹患哪種疾病，並且有權選擇接受何種治療，甚或是拒絕某些醫療處置，甚至進一步能對於自己的財產或是個人事物，表達各種意志與心願。

聽起來好像很合理，那麼只要清楚告訴失智者就好了，為什麼不告訴他呢？倘若今天我們所討論的是要不要洗腎或是罹患癌症等，並未影響到腦部認知功能的疾病，雖然同樣都會帶給病患巨大的衝擊，但多數病患思路清明，或許告知所需面對的情況會稍微簡單些。然而，**失智症卻是一個會影響病人理解與判斷能力的腦部退化性疾病，導致告知所需要考慮的細節變得複雜**。

另外，有些個案不能接受自己罹患這種疾病，如果倉促告知，恐怕會帶來無法承受的情緒，於是，就出現許多不同的情況與挑戰。

臨床上，醫師與家屬可能必須視個案情況不同，試著採取各種彈性的做法。

輕度失智者，當被告知，反而鬆口氣

大家最擔心的，莫過於一旦告知失智者，而他無法接受，產生自我傷害的風險。

過去曾有過失智者因無法接受自身病況而自殺的案例，但研究也顯示，多數的輕度失智者希望被告知診斷。當他們聽到答案後，反而像是心中多時的疑惑被證實般，鬆了一口氣。

進行告知後，約有百分之六的病患會出現憂鬱症狀而需接受治療，但無自殺事件發生。

「避重就輕告知法」

針對可能出現負向情緒的失智者，有專家建議可採取「漸進式告知」的方法，先丟出相關的訊息，讓失智者有心理準備，再進行告知。

在呈現失智症相關資訊時，也可**嘗試著墨在實際可行的處置，淡化此病之退化性特徵，或是症狀中較易被汙名化的部分**。

另外一個需要考量的面向，就是當失智者已經出現精神行為症狀，告知病名或病情，有可能會惡化原本的妄想。

例如，認為這一切都是醫師與家屬聯合起來謀害他，只是想騙取他的財產，或是因為缺乏病識感，認為自己根本就不像醫師所說有這些情況，反而拒絕接受治療。

除了使用較為軟性的名詞，如「退化」之外，也可**採取「避重就輕法」，告知症狀中的某些分項，例如「注意力不集中」、「健忘」、「睡眠不佳」等，來鼓勵病患接受治療**。

特別的是，國、內外的研究都發現，一般人多希望在罹病後，醫師能坦白告知自己生病的事，但如果是自己的家人罹患失智症，卻又不希望醫師直接告知失智者。這可能是基於保護病患的心理因素，也可能是世代差異的關係，因為照顧者通常比失智者年輕。

但**不管是針對失智者本人或照顧者所進行的意願研究，他們希望被告知的比例都比想像中為高，態度也比想像中開放**。可能是經由政府及民間公益團體，病友團體，深耕失智症宣導多年的成果，使社會大眾對失智症的認知提高，並且接受度也增加。

「擠牙膏告知法」

過去研究認為，要減少告知診斷及病情對失智者的影響，可考慮採取漸進式的方式告知，也就是「擠牙膏式告知」。

一次透漏一些，慢慢

蔡醫師暖心提醒

當罹患失智症的家人問你，這病是不是不會好、是不是需要別人照顧時，請試著這樣回答：「醫生說，這個病不會致命，現在有藥物，可以延緩症狀。」以免家人太過難過。

地說，讓失智者有較長的時間可做心理準備與調適。

在過程中，也可以把握幾個告知的原則：

一、述說中肯，平衡報導：也就是**不要只說明疾病的症狀或是失能的預後，也要適時說明治療的方式，以及家人可以提供的陪伴和協助。**

二、在告知之後，可能會面對失智者的詰問，例如這個病是不是治不好，我生病之後，是不是會變得需要讓別人照顧。**在回答的時候，要以「不傷害」他們為原則。**

可以試著這樣回應：「治療的效果好不好，我們下次一起去問醫生看看。」「上次醫生說，這個病不會致命，現在有藥物，可以延緩症狀。」

三、**強調他們的「尊嚴自主」**。家人可以試著回應：「**人到某個時候，都有可能需要被別人照顧。我們會尊重你的意思**，我們可以多看看、多想想、多問問朋友，或是去跟醫生討論。」

有時候失智者雖然無法全然理解失智症的診斷，但可以部分認識自己得了「記性不好」、「忘東忘西」的病。

較溫和，但模糊的方式告知失智者

除了「一次說一點」的這種方式外，調查發現，有些醫師會採取較為溫和，但是模糊的名詞來告知失智者，例如：記性比較差、腦退化、腦萎縮等。

我也常使用這些說法，雖然是模糊了一些，但有助於失智者接受。

但要注意的是，我們鼓勵的並非是善意的謊言，而是有技巧地「實話虛說」。

使用這些較生活化的名詞來取代正式的診斷病名的好處是，較白話、較具象化，也較符合失智長者的世代文化。

衷心希望隨著失智症宣導的普及，更正確、細緻的名詞，也能逐漸成為文化的一部分，能更輕易地就被接受。

對於家屬或照顧者，多數的醫師傾向於「直接告知」，會說「失智症」或「阿茲海默氏失智症」、「血管性失智症」等。

由於失智症經歷過數次的改名，有時家屬會困惑於到底是哪一種病？過去使用「痴呆症」，後來更名為「失智症」，最新版的國際診斷準則已更名為「重度認知障礙症」，但此譯名的普及度仍須多推廣，目前多仍以「失智症」最為常用。

不過，「失智症」一詞為概括名詞，其中仍可細分為不同類型的失智症。

建議在家人陪同下，由醫師告知

到底由誰來告知病患會比較好呢？我過去在美國進修時，對於初次診斷的個案，醫療團隊以醫師為首，召開會議，將所有檢查一一瀏覽、呈現，然後對病人告知。這種方式，除了讓病患與家屬有機會與醫師討論報告內容之外，還可以順勢接著疾病相關衛教，以及社會資源的轉介。

可惜在台灣現行的健保制度下，並未配置有個案管理師來協助此過程的安排與進行。目前我們多是在門診進行此告知的流程。

我建議在主要照顧者或是配偶子女均前來門診的狀況下，再由醫師進行告知。**一方面可以針對失智者情緒上的反應，給予立即的安慰、支持，也能共同討論後續的治療計畫，甚至對於長遠的照護計畫也可以先有部分想像。**

艱困的兩難

舉例來說，當病患已經是重度失智時，如果家人告訴他某件事，可能也只是形式上的意義，而不是實際上的理

蔡醫師暖心提醒

有時，我們不妨換個角度想，當失智者忘了某些事，卻反而能稀釋他們生命中最悲慟的時刻。

解。

在我的門診，就常有家屬詢問我相關的問題。

「醫生，我爸爸得了癌症，前陣子過世了。我們本來瞞著媽媽，沒有告訴她爸爸的病情。但兩個禮拜後就是告別式的日子，我們要告訴她嗎？」

「如果告訴她，你們會擔心什麼呢？」

「我們怕媽媽會太傷心，又怕沒讓她參加告別式很遺憾。」

「你媽媽會傷心是自然的。雖然媽媽現在的短期記憶力很差，但仍然會感到難過，不過，因為她記不住這件事，所以或許不會太過於沉浸在悲傷中。但如果發現媽媽的情緒受到的影響太大，我們再一起處理。」

「另外，你媽媽或許無法配合告別式過程中的繁瑣流程，我建議你們看情況，讓她參與部分環節就好。有時她會傷心哭泣，難以控制，而有時她甚至沒搞懂你父親已經去世了。**不管是何種情況，要請親友們多多體諒。**」我提醒家屬。

或許能換個角度

我告訴家屬，之前我曾見到一位傷心欲絕的女兒，她對我說，她明明已經對患失智症的媽媽哭吼：「爸爸死了。」但是在爸爸的追思禮拜時，媽媽卻一直走來走去，還不停問我爸爸在哪裡。

我看著她失控崩潰，心中充滿不捨。

她一邊辦父親的喪事，一邊照顧失智的母親，心力的確耗竭，但這也可能會讓我們一時之間忘記了，失智者本來就有困難記住或是理解一件複雜的事，即使這件事如此重要。

不過，換個角度想，當失智者忘了某些事，有時反而能稀釋生命中最悲慟的時刻啊。

聽了我說的例子後，家屬對我說：「原來是這樣啊，那麼我們回家考慮，也看看媽媽的狀況。如果媽媽還可以，我們就帶她參加。」

告知，是一個不小的課題

失智症的告知與癌症告知有點像，而隨著疾病相關的知識普及，整個社會的腳步也逐漸在演變。

四、五十年前，癌症患者本人常是最後一個知道，甚至有人到去世時，也不曉得自己有癌症。那時許多人認為癌症就是絕症，而且相信「不告訴他比較好」，認同這種「善意的謊言」。

但近年來，癌症治療時有突破，已不再像數十年前那麼可怕，社會也逐漸走向尊重病人的自主權，強調在做某些檢驗或治療前，必須病患能知情同意，所以現代的醫師幾乎都會對癌症病人據實已告，以便能積極治療。

每個人對失智症告知的反應不同，也因家庭、醫師、醫院、國家、文化背景的差異而有不同。目前社會大眾對失智症逐漸警覺與了解，醫師對失智症的診斷度提高，以及有藥物可選擇，使得失智症的告知不像以前般祕密與困難。

不過，雖然如此，作為一個告知失智症的醫師，**既要尊重病人有知的權利，又不能傷害病人；要對病情據實以告，又要給病人留住希望**，必須對每位患者及家屬量身訂做，依然是個不小的課題。

當我最愛的人失智，我會試著用他能理解或接受的名詞，溫和、堅定地告知他。

老老照護，可別先走一步

已經數不清是第幾次了，我在診間感嘆，照顧者比先智者還早一步離開人世。

家屬在候診區哭了起來

阿中是個年輕有為的青年，因為工作的關係，常年都居住在廣州工作。我第一次見到他時，是他帶著父親前來我的門診，要求加號。

那天門診已經滿號，擔心病人等待太久，護理師婉言相勸，是否考慮改日再來看。

阿中聽了心急，竟像個孩子似地在候診區哭了起來，由於阿中的父親是看過診的老病患，最後還是同意加了號。

阿中一進診間就著急地說明來意。他說媽媽日前中風了，他被通知趕回來探視，這才曉得爸爸已經就醫一年了，他卻什麼都不清楚，但是他馬上又必須飛回去工作，只有幾週能處理父母的醫療問題，所以才會做這個不情之請。他邊問父親的情形邊道歉。

了解了緣由後，我將過去一年的病情變化，還有目前所安排的治療，摘要地告訴他，又引來他邊聽邊流淚。

在照顧失智者前，請先考慮「照護前健康檢查」

這幾乎是失智照護的常見景象，因為失智者多半是老年人，也多由配偶來擔任主要照顧者。此時配偶也垂垂老矣，形成所謂「老老照護」的形勢。老年期本來就是許多急、慢性疾病的好發時期，所以演變成「老老照護，先走一步」的遺憾，是時有所聞的事。

所以，**在確定接下照顧失智症親友的任務前，你應該先考慮自己的健康狀況。**我記得數十年前有句電視廣告台詞「你的健康，就是我的幸福」，對於需要他人照顧的失智者來說，更是如此。

有許多勞心勞力的照顧者，常常都只顧著失智者的種種症狀，而忘記了維持自己的身體健康，其實這對於失智者及照顧者雙方來說，都不是好現象。

就好像航空業對於機長的健康非常重視一般，機長需要定期接受健康檢查，不管是身體面或是心理面都要符合標準，因為飛機的掌舵者決定了行程是否能安全抵達。

想想看，如果機組員過度勞累或是睡眠不足，飛機硬體再新穎都不能免於風險。

以此為例，在踏上失智照護的漫長旅程之前，不妨也要考慮「照護前健康檢查」。例如：

是不是有骨骼肌肉的毛病？那麼可能就不堪長期懷抱或是背扶失智者；是不是有心血管的毛病？那麼就必須小心維持體力與充足睡眠；是不是有新陳代謝的疾病？那麼就不可以三餐、作息不正常。

只有掌握住自己的身體健康，才能規劃出真正適宜，且能維持中、長程的照顧策略。

蔡醫師暖心提醒

失智症照護是一條漫長的道路，所以對於照顧者來說，只是一味的付出，而未考慮並照顧自己的身、心狀況，有可能照顧者會比失智者更早倒下。

被照顧者要好，照顧者先要好

再舉一個名人的例子來說，曾任考試院院長的關中先生，數年前遭逢人生變故，老來喪女，女兒身後留下一名幼女。

根據媒體、雜誌報導，他一肩扛起教育小孫女的重擔，祖代母職。為此，他做了許多改變和努力，他不僅戒菸、戒酒，還減少應酬次數，開始規律運動。

他對自己的生活模式進行嚴格的改造，為的就是要有健康的身體，因為他希望可以活到九十歲，完成照顧小孫女到成年的心願。正是「被照顧者要好，照顧者先要好」這個觀念的體現。

無獨有偶地，天主教失智老人基金會也開始在台灣積極推動「失智者及照顧者健康自我管理」的觀念，製作了風格有趣的宣導動畫於計程車隊上播放。

推廣不菸不酒，規律運動，健康飲食型態，積極控制三高，適當紓解壓力。就是**希望照顧者要學會照顧自己，在照護失智者之餘，也能同時注重自己的健康**。

近來更在財團法人蘇天財文教基金會的大力支持之下，準備於全台灣推廣此自我管理工作坊。

在醫療照護、生活型態、情緒處理三方面，進行自我管理

「健康自我管理工作坊」是根源自史丹佛大學病人教育研究中心所製作的慢性病自我管理課程（The Chronic Disease Self Management Program, CDSMP），並由史丹佛大學與北加利福尼亞州凱澤佩爾曼納醫療護理計畫（North California Kaiser Permanente Medical Program）合作，進行實證的成果研究。

課程由史丹佛大學的Kate Lorig、Virginia Gonzalez及Diana Laurent所設計。三位學者認為多數的慢性病患者（包括失智者）及其照顧者都有相類似的問題需要關注，而**慢性病患者及其照顧者要處理的不單只是自己的疾病，還要處理疾病對日常生活和情緒所產生的影響**。

慢性病患者及其照顧者雖然不一定有受過專業的醫學訓練，但憑著詳盡的操作手冊，在引導下，同樣能勝任這個課程，其發揮的成效並不比專業醫護人員遜色。這個課程看重帶領的過程和方式，不但認為與課程的內容同樣重要，甚至更加重要。

此自我照顧模式工作坊，用意是**協助慢性病個案以及照顧者在醫療照護、生活型態、情緒處理三方面進行自我管理**。

一般來說，課程安排是六週為一個單位，主題包括「體能活動、藥物、做出決定、行動計畫、呼吸技巧、了解情緒、解決問題、運用思考、睡眠、溝通、健康飲食、體重管理，如何與醫護人員合作」。

在工作坊中，由受過訓練的講師，帶領學員自我判斷，確認問題，針對自己的行為健康問題設立目標，發展並執行適合自己的模式，設計出符合個人喜好與可行性的自我管理行為，在藉由團體的溝通、諮商、回饋中，獲得足夠的支持與適當的調整。

最後希望能有效改變參與者的生活型態，提升健康管理的成效。因為在照顧失智者的同時，也必須兼顧照顧者的健康，自助助人同樣重要。

參考資源：財團法人天主教失智老人社會福利基金會http：//www.cfad.org.tw

輯二

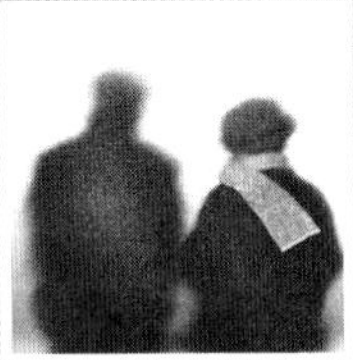

關鍵一：在日常上，如何照護失智者？

6大訣竅，更能與失智者溝通

失智者可能說不出「手機」二字，而可能會說「東西……跟太太講話」，又或者失智者可能想要說「杯子」，卻說成「裝水……喝」。

這些過程都會讓失智者感到氣餒，也會讓失智者愈來愈不願意跟他人溝通。

我在看診時，時常有失智者家屬問我：「為什麼他在家裡都不回應我，來這裡看門診，卻能跟你說上幾句，甚至還會打招呼、說再見？」

這是為什麼呢？難道是因為穿著白袍的我，特別有權威感？還是因為失智者聽到醫師詢問，所以多了幾分配合？

其實除了醫師角色的氣場加持外，真正的原因是，因為我運用了適當的溝通技巧，以下就詳加介紹六種訣竅，希望能幫助需要與失智者溝通的人。

一、清楚緩速

失智長者受到疾病及老化的雙重影響，對於聲音及影像的辨識能力都有相當程度的減退。我們在和失智者溝通時，應該設法讓訊息清晰。例如：

1. 說話時，速度要放慢，咬字要清楚。
2. 盡量不要用抽象的方式來描述事物。**在說明的時候，盡可能用舉例，或是搭配親身示範的方式**，來增進失智者的理解度。
3. 說話的速度也要穩定，說話的音調不要太高或太低。
4. **如果發現失智者有聽力問題或視力問題，應該先設法讓失智者使用助聽器或配戴老花眼鏡**，待視力、聽力獲得矯正後，再來進行溝通。

二、簡潔扼要

失智者的注意力退化，變得較不集中，持續度也不佳，倘若說話時句子拉得太長，或是一句話裡包含了太多訊息，可能會造成他們困惑不解，或是無法全盤吸收，造成誤會。

舉例來說，當失智者跌倒了，家人著急地問：「你怎麼跌倒了？頭昏嗎？還是腳軟？有絆到東西嗎？有沒有怎麼樣？還痛不痛？」**連珠炮似的長問句，失智者常**

無法跟上，到最後失智者可能只聽到「痛不痛」而回答，甚至只是複誦最後的字詞，而答「不痛」。

這種效果不佳的溝通，常導致失智者家人對相同的問句一問再問，但卻未察覺這種問法不適當，而失智者因為注意力不佳，即使重複被問，答案也沒增加。最後問的人和被問的人都生氣了，這是常有的事。

此時建議將句子拆開，讓句子更簡潔，好協助失智者的理解。

三、自我介紹

失智者有記憶力與提取能力的退化，即使是對於每日生活常見的物品，失智者也無法輕易說出物品的名稱。

例如，失智者想請照護員拿手機過來，但說不出「手機」二字，而可能會說「東西……跟太太講話」，又或者失智者可能想要說「杯子」，卻說成「裝水……喝」。

這些過程都會讓失智者感到氣餒，也會讓失智者愈來愈不願意跟他人溝通。

即使是最親近的家屬，有時失智者雖還認得對方的臉孔，卻無法喊出對方的全名，也常把彼此的關係和稱謂弄亂。因此在**與失智者溝通時，建議要先對他們進行自我介紹，例如：「我是美霞，你的二女兒。」**

在協助失智者與他人溝通時，也一樣可以應用這種方式。例如，在進入診間看診時，**家人可以協助向失智者介紹醫師，並提醒失智者，這次主要看診的科別或是問題，例如：「爸，這是醫生啦，治療高血壓的醫生。」**

要特別留意的是，失智者並不會因為一次的提醒，就能記住這些內容，因為疾病所造成的退化，也影響了學習的能力。如**果失智者家人沒有心理預備，知道這些過程通常都是不斷地循環，就可能會覺得不耐煩**。

我建議將以上這些步驟熟練，甚至養成為一種習慣，就能應用在與失智者每日的溝通上。

四、簡單舉例

失智者的理解力也受到疾病的影響，對於比較抽象或是艱澀的字詞，容易出現無法理解的現象。

1. 我建議要**使用簡單的字詞來說明需要溝通的內容**。例如，當我們要為失智者安排腦部電腦斷層檢查時，除了將專有名詞說出來，告知他之外，也可以打個比方，例如：「就像是給頭腦照個相，看看裡面的情況。」

2. 接著，我建議**稍微解說一下整個檢查的流程**，這可以減少失智者的擔憂與不安。例如：「這個檢查通常不需要打針，到時候會躺在一個平台上，讓機器掃描十分鐘。」

當要解釋電腦斷層機器的結構時，也要運用簡單的解說方式，例如：「通過那台機器就像是通過山洞一樣，然後下面是一張電動平台，躺著過山洞。」等。

不過，我要特別提醒，雖然與失智者溝通，要盡可能地運用簡單、容易明白的字詞，但**千萬不要將失智者當作幼兒來看待，例如，對他說：「你要乖乖，檢查一下子就做完了。」**或是：「醫生說不需要打針針，不會痛痛。」

這種帶有幼稚口吻的說話方式，反而會讓失智者覺得尊嚴受損，有時他們惱羞成怒，會更不願配合檢查。

五、眼神交流

在與失智者溝通時，首先，要注重眼神的交流。

在開始說話之前，要注意失智者是否有看著你。很多時候，他們的注意力渙散，不像其他人一般，一聽到內容，就知道是在跟誰說話。常常是你講了一長串，才發現他根本不知道你是在跟他說話。因此，**要先設法引起失智者的注意。例如，叫喚他的名字、輕撫他們的手，甚至是做些誇張的動作，吸引他們的注意，讓他們**

的眼神與你對上。

如果是希望增進彼此溝通的順暢，就保持說話中，眼神持續接觸。如果是想示範給失智者看某些事物，則要試著確認他們有注意到你所指的事物，最好是能有小道具協助解說，並吸引他們的注意力。

倘若是好幾個步驟的說明，就更需要注意，在每一個段落時，是否失智者的注意力有跟上，他的眼神如何？是否仍注視著你？如果沒有，那麼，就要將上述的方法再重新運用一次。

如果效果不佳，那麼就要思考是否需要將想傳達的內容分段落述說，甚至要思考是否內容太困難，失智者無法理解。

六、活用肢體

在增進與失智者溝通的方法中，還有一個重要的訣竅，那就是肢體語言的運用。

如同前段的敘述，

蔡醫師暖心提醒

當失智者無法明確表達自己的意思，而只會不斷說「就是……」、「那個……」等時，請照顧者先別生氣或焦慮。

請先深呼吸，試著從失智者平日常用的詞語，慣用的生活物品，或許就能猜出失智者的意思。

失智者的理解及感受度下降了，所以我們需要盡量地擴大刺激，試著引起他們的注意，讓他們留下深刻的印象，好協助溝通。

而肢體語言，不但是協助失智者溝通、理解的好幫手，對於重聽或不擅長說國語的長輩來說，也是一樣有幫助。

舉例來說，當你要表達吃飯，睡覺、洗澡等日常生活的行為時，除了口說，試著加上簡單的示意動作，你會發現能提升不少溝通效果。當然，如果有小道具搭配的話，效果更好。

例如，當問失智者何時上床入睡，你可以先以手勢比出睡眠的意思，再指著手錶或時鐘，然後再搭配口語問時間。

除了肢體上的動作之外，還可以運用嘴形來協助溝通。將想詢問的重點單字重複幾次，記得要加上放大，但精準的嘴形，這也會有加分的效果。

除此之外，微笑、點頭、搖頭、敬禮、比ＯＫ等，都是通用的身體語言，不妨適當地融合這些元素，運用在與失智者的互動裡。

從失智者的平日用語、慣用物品切入

即便已經熟練上述的各種訣竅，但與失智者溝通，還是會遇到對話有一搭沒一搭，無法繼續的場面。

雖然我們盡力去加強自己的表達方式，好讓失智者能了解，但是當對話開啟後，他們接收了你的意思，卻因為受到疾病的影響，而無法妥善表達，有時候他們說了個開頭，但卻無法完整地說出那個字詞，所以，失智者常常會說「就是……」、「那個……」等。

失智者就像一個控球不穩的投手，而我們則是蹲在他們面前的捕手，只能盡力地打暗號，甚至運用整個身體來擋住亂飛、亂滾的球。

如果我們不能順利地接住失智者所拋出的這顆變化球，那麼暴投帶來的尷尬與憤怒，可能會讓失智者一氣之下，就丟掉手套，走下投手丘，再也不肯跟我們傳接球了。

那麼，要如何才能接住這個球呢？這時候就要靠「腦補」了。一個好的捕手，平日必定做過很多功課，例如多看投手投球的錄影帶，這是為了要熟悉他的球路，知道他舉手投足間的祕密訊息。

一樣的，**如果我們能留心、注意失智者平日常用的詞語，慣用的生活物品，就有可能在他開口說話，卻不連貫時，猜出他的意思，進而技巧性地接話**，讓句子能連續下去，也讓對話能流暢地進行。

一旦失智者感覺到他的意思被理解，感動與快樂的心情，就能更加激勵他們再說下去。相對的，我們也會得到相當的成就感，並且可以從中學習到與失智者對話的「小撇步」，形成正向的回饋循環。

理解失智者的文化背景

這種腦補的功力，**除了靠平日仔細觀察與記錄外，也可以藉由對失智者文化背景的理解來加深**。

舉例來說，如果失智者是位退伍的職業軍人，我們可以猜測他習慣的用語，可能與軍隊有關，例如他們常稱呼「醫師」為「醫官」，也常使用「報告」等正式用語。如果失智者過去從事教職，那麼就可能常用「上下課」、「放學」、「作業」等詞彙。

雖然每個失智者都不同，也都有自己獨特的文化背景，但**對於生於同一世代，或是擁有相同職業，又或是居住地相同的失智者來說，還是能整理出一個大致的脈絡**。

蔡醫師暖心提醒

當我們自己的心情、感受與需求被理解時，我們會感受到愉悅，對於失智者來說，更是如此。

所以，藉由一些技巧與方法，我們往往能更讀懂與貼近失智者的心。

這份脈絡，將能輔助從事老人或失智照護的專業工作者，增加溝通的成功率。

當很想讓另一個人知道我們的意思時，即便對方聽不清楚，看得也很模糊，記憶不牢靠，我們還是有許許多多的方法來傳達彼此的意思，促進溝通與交流。

真正的語言，不僅是口說、筆畫、肢體表演，更重要的是用心溝通，懷抱尊嚴與善意，就能有愛無礙。

活用5大原則，當你為失智者準備食物

「醫生，我婆婆是不是像人家講的肚子有蛔蟲？為什麼她一直吃不飽啊？」明惠很苦惱地對我說。

為難的媳婦

「醫生，我婆婆是不是得了寄生蟲病？」明惠一進診間就開口問我。

明惠是家庭主婦，現在與丈夫、孩子及婆婆同住。明惠的婆婆在兩年前診斷為失智症後，她就擔任主要照顧者的角色。

「是發生什麼狀況？為什麼會認為她得了寄生蟲病呢？她有生吃什麼東西

嗎？」

我疑惑地反問。

「我婆婆的三餐，都是我準備的，我確定都有煮熟，才給她吃，就是怕她吃壞肚子。只是她最近老是要求吃東西。但她明明就有吃三餐，另外又加了很多點心，但她還是一直說，就好像吃不飽一樣。我婆婆是不是像人家講的肚子有蛔蟲？」明惠很苦惱地繼續說。

「我試著告訴她，吃太多對胃腸不好，但一點用都沒有，她聽了大發雷霆，還跑去跟隔壁鄰居說我不孝，不給她吃飯。我每天忙得團團轉，一下子煮東西，等一下又要做家事，不但百口莫辯，還被罵，我實在是快崩潰了。我看我也需要來掛醫生你的號了。」

明惠說著說著，眼淚都快掉下來。

我可以想像她的壓力真的很大。

當失智者忘記自己用過餐

一個人的日常生活，最基本且最頻繁的一件事就是吃喝三餐，失智者也不例外，但這件看似再平常不過的事情，卻帶給照顧者許多的困擾與擔憂。明惠的遭遇，其實是很常見的情景。

首先是受到記憶力缺損的影響，失智者常常會忘了自己說過的話，或是做過的事，當然，也就有可能出現忘了自己已經吃過三餐，然後重複要求吃東西的情形。

這會導致照顧者疲於準備食物和餐點，卻又要擔心原本就罹患代謝疾病的失智者，會因此而導致脂肪及血糖控制不佳的問題。

待時間一久，體重增加過多，又會造成脊椎及膝關節等負荷過高。

一、少量多餐低熱量法

遇到這種情況，我建議照顧者要將食物，以「少量多餐」的方式提供，因為失智者會重複要求進食，因此每次提供的餐量要減少。

而為了健康，則要視情況，給予「少量多餐低熱量」，也就是**透過食材的選擇，或是烹調方式的改變，將每份餐食的熱量下降**。

例如，選擇蒟蒻麵來替代普通麵食，選擇高纖餅乾來當點心，或是減少使用油炸、油煎方式的烹調法。

二、拖拖拉拉法

- 藉口食材壞了或不足，待會兒才能去買齊。
- 回應已經在煮了，要稍待一下。

三、轉移注意力法

- 設法聊聊失智者有興趣的話題。
- 安排可以吸引失智者的活動。
- 甚至是將如廁或運動的活動，安排成進食前的固定動作，一方面可增加活動量，二來可以拖延時間。

臨床上也有部分藥物可以減低食慾，但是以藥物來控制此種貪食症狀，應列為最後考慮的措施。

除了進食的頻率問題之外，如何替失智者準備餐點？也需要考量到**部分失智者有視覺辨識功能缺損的障礙**，他們無法像病前一般，平衡地取用菜色，可能會出現只單吃碗中的米飯，而忽略前方的肉類或青菜等情況。

所以，**需要照顧者口頭提醒，或先協助將均衡的菜色摻入失智者的碗中**，再讓失智者自行進食。

除了重複進食之外，受到衝動控制力下降的影響，有些失智者，例如額顳葉型失智症者，他們會出現狼吞虎嚥的情形，就好像有人會搶走他的食物般，當他們一看到食物，就會馬上塞入口中，或是未經咀嚼，就把食物囫圇吞下，常常導致嗆咳，甚至導致食物梗塞，幾乎讓他們窒息的危險。

除了照顧者須在旁多加提醒失智者放慢進食速度外，也可考慮使用「一餐多口法」。

四、一餐多口法

這是指將食物分裝成一小口一小口的分量。等失智者吃完這一小份，再給予下一個分量，**必須特別留意的是，餐點不要一次就全部端上桌**。

阿茲海默氏症、血管性失智症、路易氏體失智症，或巴金森氏症合併失智症患者等，都有可能會在病程中出現吞嚥困難的狀態，此時，進食就成了風險上的大考驗。

在反覆嗆咳後，食物被吸入氣管內，可能會引發炎性反應，形成吸入性肺炎。

照顧吞嚥困難的失智者，有兩個面向需要注意。

1.主動面，指的是讓失智者進行主動式的吞嚥功能復健。

多數的民眾都以為只有中風後的病人才需要做吞嚥功能的復健，其實，**腦部退化性疾患或是腦傷的患者，都有可能出現吞嚥功能退化的現象，建議均需接受能增強吞嚥功能的復健治療。**

除了到專業的復健治療所接受治療之外，日常在家時，也要勤於練習有助於訓練吞嚥肌的動作，例如吹吸管，吹氣球等。

2.被動面，指的則是食物種類的選擇、食物製備上的處理，以及餐具選用或是餵食技巧上的細節。

某些食物因為質地的特性，是造成梗塞的高危險食物，有經驗的長期照顧機構甚至會將這類食物列為拒絕往來戶。

舉例來說，常見的有**麻糬**、**年糕**、**滷蛋**、**饅頭等，這些食物可說是導致梗塞的人間凶器。**

這些食物都具備了不易嚥下，或是吸了些微水氣後，反而會膨脹卡住的特性。

有一次我在連看了七個小時門診之後，飢腸轆轆地趕赴一個聚會。朋友們約在燈光好，氣氛佳的咖啡茶飲小店，但當我打開菜單，發現竟只提供鬆餅、三明治與飲料。想到我早餐才吃過三明治，於是點了時下熱門的麻糬鬆餅來嚐嚐。

這鬆餅標榜內餡包有麻糬，口感十足，當它熱騰騰上桌時，肚子已經餓翻的我，忘記自己剛看完門診，喉嚨使用過度，又乾又腫，馬上叉起一塊鬆餅，咬了幾口，便想吞下肚，結果麻糬竟然哽在喉嚨，我馬上滿臉漲紅，痛苦萬分。

我趕緊使勁用力咳，好不容易才將鬆餅咳了出來，但早已嚇壞同桌的朋友。吃東西確實是有危險的。

食物製備這個環節，學問真的很多。在醫院裡，因為有專業的營養室團隊來製備，醫師可以依照病患的狀況，選擇適當的飲食。例如使用鼻胃管的個案，就選擇管灌飲食。還能經口進食的個案，又有不同質地的飲食可選擇，例如液態食、軟食、細碎食等。

- **液態食**：將食物製備成液態狀。通常是奶類混合磨粉的穀類，調製成稠狀的液體。熱量及五大類食物的均衡均會考量在內。
- **軟食**：通常是經過蒸、煮等程序，讓食物質地變軟，方便牙口不好的病患食用。
- **細碎食**：預先將食物利用切、剁等方式，使之細碎，也能協助咀嚼力不佳的患者，盡量能維持經口進食。

在減少失智者的嗆咳問題上，也可搭配坊間販售的「食物定型劑」，添加入食物中，來調整其濃稠度。

許多家屬均摻入失智者的飲水中，再混合平日所需服用的藥粉使用，以減少服藥的困難度，並且減少嗆咳。

上述提到的液態食，因為外觀常呈現灰泥色，味道有時也不討喜，有時失智或失能者不愛吃。

不過，憑藉食品技術的發展，近年來引進日本所謂的「介護食粉」，搭配適當食材來使用，可以製作出味道、營養，及外觀均類似原本食物，而質地也入口即化的長照食。

請想像一下，運用魚肉重製而成的魚排狀食物，經過塑形，外觀與一般魚排一樣，味道也一樣，但吃下後，能輕易化在口中，不但保留了營養，又能維持進食的樂趣，對於失智、失能者的生活品質來說，是最佳的選擇。

只是製備過程需要學習，且並非所有的食物，都能透過此種方式重製，有賴技

蔡醫師暖心提醒

當失智者進食量減少時，我們通常都會很擔心他們營養不良，於是心急地催促失智者進食，甚至反覆嘗試餵食的動作，但這其實很容易造成嗆咳，窒息，或是吸入性肺炎的風險。

術面上的簡化與推廣。

在餐具的選用上：

·失智者在飲水或是喝飲料時，都建議使用吸管，可以減少嗆咳的發生。

·餵食失智者時，應先讓失智者坐起。

·餵食下一口時，也要注意前一口食物是否已經吞下，還是殘留在口中。

當失智者進食量太少

相對於頻繁要求吃東西，讓照顧者更頭疼的，就是失智者進食量太少的問題。首先，必須排除是否有尚未發現的內外科或是精神憂鬱問題，導致失智者產生食慾減退的現象。

在過去的經驗中，有些失智者在經過檢查後，發現是罹患尿毒症、胃食道逆流、便祕、膽囊發炎，甚或是某些惡性癌症，導致身體不適，食慾不佳。

也有些失智者是因為遭逢壓力事件，如配偶離世等因素，促發了憂鬱焦慮的情緒，而以食慾減退，體重減輕來表現。正確診斷後，加以適當治療，情況多能改善。

也有的失智者，是因為口腔牙齒方面的問題，例如假牙不適合，或是罹患牙周病，而導致咀嚼不適，口腔疼痛，進而出現拒絕進食的現象。

倘若上述常見情況均已排除，失智者仍吃得很少，那麼，我建議可先嘗試「少量高熱量」的方式。

五、少量高熱量

盡可能提高單位的營養，也可搭配一些營養補充品來作調節。但是，如果失智者另外罹患有其他代謝疾病，或是慢性腎病變，建議須請教專業醫師或衛教師進行營養諮詢。

至於**以藥物來提升失智者的胃口，應排序為後端的選擇。畢竟能促進食慾的藥物，多具有嗜睡或是口乾等副作用**。

有些失智者，進食量還算可以，但唯獨不喜歡飲水，也讓照顧者擔憂不已。可試試以下方式：

1. 變化果汁、飲料等口味，以增加水分的攝取。
2. 將乾飯改成含水量較高的軟飯，或是濃稠粥狀，菜餚則以勾芡方式增加水分。
3. 挑選水果時，也盡量挑選含水分高的種類。

上述種種不外乎就是運用各種方式，讓水分隱而不顯，巧妙地增加水分攝取。

另外，**要提醒的是，當失智者進食量減少時，照顧者通常都會很擔心他們營養不良，於是心急地催促失智者進食，甚至反覆嘗試餵食。**

要注意的是：

1. **倘若失智者一直出現咳嗽的現象，恐怕就有嗆咳的情形**，請不要勉強餵食失智者。
2. 失智者若是呈現昏沉，或是半夢半醒狀態，也不要在此時餵食，以免增加窒息，或是吸入性肺炎的風險。

當失智者誤食

除了吃或不吃，另一個令照顧者驚聲尖叫的問題，就是誤食或異食的現象。

誤食指的是誤吃某些食物，或是非食物的物品。通常是因為失智者的辨識能力及判斷功能下降、視力減退、味覺嗅覺也不靈敏，而將外觀相似的物品弄混，導致誤食的現象。

過去有失智者誤將糖當作鹽，添加入菜湯中，也有誤將裝在寶特瓶中的清潔劑，當作飲料喝下的案例。

有些情況則是因為失智者已出現失能、失用的狀況，無法理解某些物品並非是拿來食用的。

之前曾有家屬焦急地跑來診間詢問，因為他發現失智的父親竟將牙膏拿來吃下肚，也有許多家屬都曾發現失智者吃下尚未烹煮的原始食材。

不過，**這些狀況，並非藥物治療能緩解，而是需要照顧者細心觀察失智者的變化，再依照他們的功能與狀況，發展出能減低風險的照護策略。**

例如：可以購買幼童用，食用也無妨的牙膏，不過，最重要的應該是：

1. 移除可能的危險物品。
2. 將危險物品放置在失智者無法自行拿取之處，或是不易立即取得之處。
3. 盡量別將容易誤解的物品放在鄰近處。
4. 倘若發現失智者出現誤食可能有毒物品的現象，請記得盡速送醫，並且要**攜帶可能辨識出誤食的殘餘空瓶或殘渣，好讓毒物中心進行查詢或化驗**，以便確定救治的方向。

當最愛的人失智，不知哪裡能有間失智友善餐廳。讓疲憊不已的照顧者，坐下來稍事休息。

菜單上，除了照顧者能輕鬆享用的溫馨環境，還有一列特別的餐點。不是什麼山珍海味，也不是什麼季節限定，而是能讓照顧者放心點用給失智失能者的照護特餐。

失智者穿衣指南

「醫生，她這件外套好久都沒洗了，愈來愈臭，我都不知道該怎麼辦才好。」一位失智者家屬苦惱地對我說。

阿霞姨由丈夫和女兒陪同來返診，但他們一進診間就傳來陣陣異味。失智者的日常生活功能已然缺損，有時又拒絕他人協助洗澡，所以常會有個人衛生照護上的不足。

秉持專業訓練，我並未作聲，正打算繼續看診。沒想到阿霞姨的丈夫先開口吐苦水。

「醫生，你有沒有聞到臭味？這件事讓我很頭痛。其實我都有幫她洗澡，至少一個禮拜三、四次。」

「那很好啊，辛苦你了。」

「不過，我有件事想拜託醫生，不知道可不可以……」

林伯伯用眼神對我打暗號。

我示意女兒帶阿霞姨先到外頭補量個血壓，稍後再進診間。

「雖然我有幫她洗澡，可是沒用啊，她不肯穿別件外套。醫生，你有沒有發現，她每次來看你都穿同一件外套。她說什麼就是不肯換別件。天氣冷，也就算了，現在天氣很熱，她還是堅持要穿這件，弄得滿身大汗。然後也不肯讓我拿去洗，所以這件外套好久都沒洗了，愈來愈臭，我都不知道該怎麼辦才好。今天我帶了一件薄外套，要拜託醫生你幫忙。」

林伯伯一口氣說完。

醫師精心「配合」演出

經此一提，我才驚覺，不管春夏秋冬，阿霞姨總是穿同一件灰色鋪棉外套。

林伯伯腦筋動得快，他想拜託我假稱薄外套是我送的，所以

蔡醫師暖心提醒

當我們為失智者購買新衣服，但我們卻好說歹說，他們都不肯穿。

其實並不是他們不喜歡，而是他們習慣舊的衣物，因為舊衣物能帶給他們安全感。

回診時要穿給我看。

我接過外套，馬上傾力演出，再配合女兒在旁全力勸說，總算讓阿霞姨在下次回診時，換下了原來那件外套，家人也趁機拿去洗淨。

雖然現在搭配回診時間，可以抓到機會洗滌，但林伯伯的家人總是小心翼翼，深怕哪天外套洗破了，可能又要重演相同的劇碼。

對失智者來說，「熟悉」等於「安全感」

因應老化社會，近來坊間推出許多思考如何預備老後生活的書，其中有不少均推崇「斷捨離」的觀念，主張生活簡約，捨棄不必要的事物，甚至連人際關係也都主張要斷開無謂連結。但這套理論風行多國，相關書籍本本暢銷，卻不見得適用於失智者的照顧。

因為失智者受到疾病的影響，對於新事物的學習力有限，適應力也較差。相較於近期記憶力的退化，失智者的遠程記憶反而比較好，所以他們常常喜愛舊式的物品，因此針對此種特性，**在照顧失智者上，有所謂的「懷舊療法」，也就是在失智者身上，不但不適合斷捨離，反倒要利用「戀故舊」的方式來進行照顧。**

關心失智者的子女，有時會發現，明明購買了新衣服送給失智者，卻不見他們拿出來換穿。

除了長輩節儉或捨不得的心情之外，對於失智者來說，反而是他們平日熟悉慣了的物品，比較能為他們帶來安全感，他們也比較能憑藉著過去的習慣動作，來完成穿衣服、戴帽的流程。

因此**對於失智者來說，對於衣物，他們就愛老的好**。

補丁或尋找顏色、樣式相近的衣服

部分的失智者會有某種難以勸服的執著，例如就是要穿特定、固定的某件衣服。因此即便平日慣穿的那幾件心愛衣物已經破舊，只要足堪使用，我們照護者都還是應該設法保存下來。

如果衣物破損嚴重，不妨由內部進行補丁。失智者的認知功能退化，他們多半無法辨識出微小差異。

如果衣物實已無法再穿著，照護者可考慮購買顏色與樣式相近的衣物，以進行替代。

三原則，為失智者選擇衣物

如果失智者對於衣物不那麼執著，那麼，照護者應該考慮衣物的功能性，我建議選擇：

1. 穿脫方便。
2. 設計簡易。
3. 顏色耐髒，又好清洗的服飾。

另外，**我也建議照護者可以在失智者仍存有部分功能時，盡量讓他們自行完成穿衣、更衣的動作**。不過，在衣物的選擇上，可以**選擇鬆緊帶設計的褲子或是裙子，對失智者來說，會較為方便**。

我父親因為脊椎傷病，平日均使用腰部束帶，減少疼痛，所以他穿著一般的褲子很不方便。他曾經請我尋找腰部是鬆緊綁帶式，前方又有拉鍊式設計，方便如廁的褲子。

我逛遍賣場，終於在運動用品店找到，原來是針對登山運動愛好者設計的。所幸近年來運動風氣盛行，許多平價廠商都推出類似的產品，不難購買。

若失智者的功能更退一些，那麼，就要選擇容易讓照顧者協助穿著的衣服款式，例如：

1. **上衣選擇前開釘扣式、鈕釦式**。
2. 綁帶式衣物。

3.下半身盡量選擇深色衣服。

因為失智者也比較容易打翻物品，導致衣服汙損，或是有失禁的症狀，所以當下半身選擇選擇深色衣服，如果遇到上述情況時，汙漬也較不醒目，這樣或許也可以減少失智者的困窘與尷尬。

迷思：**一般人覺得很方便的T恤，反而不易讓照顧者協助穿脫。**

為失智者選擇防滑、好穿脫的鞋子

台灣失智症協會在熱心人士的捐助下，提供照護者QRCODE布標製造機的服務，也就是將時下流行的QRCODE印製在布料上，讓家屬縫在衣物上，一旦失智者走失被找到時，就能透過掃描QRCODE，得知相關的聯絡資料。

至於，失智者的鞋子，則要有防滑、防跌的考慮，其中，**具有止滑鞋底的包頭鞋是比較安全的款式**。

若是夏季氣候炎熱，失智者習慣穿涼鞋，現在也有些注重安全設計的涼鞋，會在鞋頭足尖部位設計成部分包覆的款式。

有糖尿病足或長期服用抗凝血劑的患者，更要注重鞋類的選擇，好減少足部受傷及感染的風險。

另外，也需考量失智者的能力，選擇好穿脫的鞋子，例如有魔鬼氈設計的鞋子，或是無須綁帶或黏連的方便鞋，同樣也是希望能盡量讓失智者自行穿脫。

特別一提的是，拜科技之賜，現在有許多裝置，可經由訊號來定位失智者在哪裡，或是協助尋獲失智者的人員聯繫上家屬。因此，**對於有走失風險的失智者，或許也可以考慮，選擇容易加裝衛星定位（GPS）的裝置**。

在限定區域內自由活動的失智者，可考慮穿著能巧妙縫入無線射頻識別系統（RFID）裝置的款式，**甚至是可將QRCODE布標縫在外部的鞋款**。

為失智者選擇鮮明色彩的衣物

在顏色選擇上，顏色對比強烈的款式，有助於失智者掌握衣服的前後，或是鈕釦相對應的位置，有點像是家電設計中的FUZZY概念（中譯為防呆裝置）。

上半身選擇穿著鮮明的色彩，也有助於在戶外環境中，能迅速辨識出失智者的位置，減少走失的風險。

這道理近似於幼兒園舉辦戶外活動時，總是會要求孩子們戴著鮮黃色的小帽子，穿著一致的服裝。

我有回夜間和家人出遊，當正沿著熱鬧的老街看看逛逛，但一時貪看風格店家的物品，等回過神，竟已與家人走散。他們想必以為我有跟上隊伍，所以逕自往前。

糟糕的是，我又忘記帶手機。我急忙沿著老街行進的方向焦急地尋找，但走了一會還是沒遇到。我不知自己到底是超前，還是落後，焦急得如熱鍋上的螞蟻。

我第一次親身經驗到，在人潮熙來攘往時，即便走在同一條街上，如果沒有什麼顯著的特徵，是難以從中辨識出親人在哪裡。後來我決定站在光線較亮的路口處等候，策略果然奏效。當家人發現我沒跟上時，他們回過頭，也終於找到我。

我曾看過某些照顧失智者的機構，他們在接送失智者到醫院看診時，為了減少失智者走失的風險，會讓他們穿著亮螢光色的背心，上面寫著失智症患者。雖然看起來減損了失智者的尊嚴，但的確是相當醒目，即使是在人來人往的醫院候診區，也能一眼認出失智者的方位。

我也聽過多位家屬對我說，當他們帶失智者回診時，才一個轉身，一個分神，失智者就差點走失的經驗。

我建議在帶失智者看診時，不妨讓失智者選擇固定的穿著，最好顏色明亮，或是衣物圖案、有特色，方便照顧者在人群中，能很快辨識，以及確認失智者的方位。

失智者因為對於冷、熱的感受度下降，以及對於如何選擇適當衣物的判斷力變差，所以他們常常會出現在冷天不肯穿外套，或在熱天要求多穿衣服等狀況。即使家屬、照顧者勸說，但有些失智者仍然堅持己見，讓照顧者頭疼又擔心。

可選擇各種機能性衣物

這些年成衣業發達，衣物、布料有許多機能性的突破，例如**涼感降溫衣物，或是保暖衣等。這些功能性衣物，或許提供了照顧者一些應對的巧思和策略。**

對於那些堅持在熱天穿著多件衣物或外套的個案，可以**選擇輕薄吸濕，容易排汗，甚至還可抗紫外線的布料**，或可以參考騎單車者常選擇的搭配方式。

至於在冷天只願意穿著少量衣物的失智者，則可考慮**發熱保暖衣，或是防風禦寒外套**等。參考的範本約略是去高緯度或高海拔地區旅遊，或是滑雪地點的搭配方式。

以背心取代圍兜

我曾照顧過一名時常流口水的失智長者，發現他的妻子別出心裁地**將毛巾製作成拉鍊式的背心**。

由於她選用有圖騰花紋的毛巾來縫製，所以遠觀就如同一件無袖背心般，不但時尚、好看，又方便照顧。

最重要的是，**取代了過去在失智者領口用圍兜、毛巾的做法**，這做法完全顧全失智者的心情與尊嚴。因為實在是令我太佩服，所以我特別寫出來與大家分享。

霹靂腰包的妙用

還有一項，我也是從家屬身上學來的妙招，就是霹靂腰包的應用。

失智者常因記憶力不佳而有重複檢查隨身物品的行為，更有部分失智者合併有被偷妄想的症狀，不但對人多疑，還會緊緊將證件或財物貼身放著，深怕被人拿走，因此許多失智者都會習慣帶個隨身包包。

但他們記憶力退化，倘若是一般的側背包或手提包，又常因健忘而遺失，也常發生在候診區找不到包包、健保卡的情況。

不讓失智者背包包不行，讓失智者背包包，包包又會弄丟，增添照顧者許多的困擾。

有一位失智者的家屬，她用可調節帶子長短的腰包，除了可以置放個人物品之外，她**利用腰包取代約束帶**，**讓乘坐在輪椅上的失智者**，**能從腰部固定住位置**。失智者以為自己背著腰包，渾然不覺自己被約束在輪椅上。

這是一石二鳥的效果，創意十足。

各種防走失裝置，多管齊下

目前針對失智者所提供的服務中，包括**「防走失手環」，可持診斷或失能證明去申請。**

過去有許多失智者在走失後，都是透過手環，聯絡上家屬，但也常聽聞家屬說，雖然已經申請了手鍊，但是失智者拒絕配戴，根本無法發揮功效。

我建議因為思考到將來失智者有可能需要配戴此手鍊，或許可以考慮在失智者輕度，還能溝通時，就先讓他們習慣配戴手鍊。

隨著科技進步，**具備衛星定位功能的「手錶型裝置」將有機會取代手鍊**，但問題仍然在於失智者的配戴意願，以及是否容易掙脫配戴裝置。

現在也發展**出「小吊飾般的感應裝置」，只要利用手機靠近該裝置，就能讀取預先登錄的聯絡資料，可以別在手機、背包，**

蔡醫師暖心提醒

或許一般人無法理解，為什麼失智者會拒絕使用紙尿布，甚至將紙尿布拉扯撕毀。

但是請想想，對仍有溝通能力的失智者來說，那表示自己的能力退化了，以及當必須由別人幫忙包上尿布，才能生活時，那其實也是一種尊嚴上的折損。

甚至是褲頭或衣物上，以便失智者被尋獲時，能迅速地確認他們的身分。

這類裝置都有其優、缺點，好消息是價格不貴。

我建議多管齊下，雖百密難保無一疏，但是安全網密一點，還是有幫助。

讓照護者頭痛的尿布問題

最後來談談成人尿布，這也是個讓照護者頭痛的問題。

許多失智者並不承認，或是無法理解自己已經出現失禁的現象，再加上包尿布導致的悶熱感或異物感，常使得失智者拒絕使用紙尿布，甚至會將紙尿布拉扯撕毀。

倘若是臥床的病患，可以考慮交互使用看護墊，男性失智者也可視情況使用尿套。

另外有一種布製的尿褲，搭配布製的尿布，可以重複清洗使用，舒適度較佳，也更環保。

也有拋棄式的尿片可供搭配，穿著起來的觸感接近一般衣物，或許可以提高失智者的接受度。

只是在洗滌時需要注意的細節較多，也需要與其他衣物分開清洗。

三種說法，保持失智者的尊嚴和面子

對於不願穿尿布的失智者，倘若失智者仍有溝通的能力，那麼在處理這個問題時，必須考量到他們的心情。

因為**包尿布這件事，對失智者來說，或許是伴隨著能力退化的挫折感，而被人包尿布的這個舉動，則是牽涉到身體私密處被碰觸，更是一種個人尊嚴的損傷**。

我建議不妨換個說法，來保持他們的尊嚴和面子。例如：

一、強調紙尿褲或看護墊有做抗菌處理，當尿液被吸收進去，可以減輕感染的機率，這樣才不容易生病、發燒……

二、另一種策略則是「以退為進」，**說明這些是「暫時的處置」**，先使用一陣子，**等過一陣子，身體情況比較穩定，「再問問醫師怎麼說」**。

三、另外一個方法則是**採取折衷的方式**，例如：白天不使用紙尿布，但強調晚上起來上廁所會干擾睡眠，睡眠品質不好、身體不健康。

半夜起床，燈光昏暗，腦袋昏沉，浴室又是較容易滑倒的地方，如此一來，增加了跌倒的風險，萬一受傷就更不舒服了，因此建議至少晚上必須使用。

當最愛的人失智，需要的不是金縷衣，也不是公主的玻璃鞋。掌握「舒適、安全、健康」三個要素，再縫上一點愛的元素，就是世界上最美的衣服。

11個叮嚀，為失智者打造友善空間

對失智者來說，即便只是在熟悉的住家中生活，也可能處處充滿危機。

失智友善空間不完全等於無障礙空間。過去我們常聽到「無障礙空間」，例如電梯、升降梯、斜坡道、止滑防跌等設計，這些多數是針對「失能者」設計，尤其是針對身體障礙者來發想，協助他們在居家或社區中能更便利的生活。這些無障礙空間確實也可以應用在行動不便的失智者身上。

不過，對於行動能力尚可，但腦部認知功能已缺失，甚至合併有精神行為症狀的失智者來說，若是要改善居住環境，以方便照顧，提升生活品質的話，就需要了解何謂「失智友善空間」。

一、安全

不管房子多麼富麗堂皇，**對於失智者來說，最重要的不是美觀，而是安全。**受到認知功能退化，辨識能力下降的影響，即便只是在熟悉的住家中生活，對失智者來說，也可能是處處充滿危機。

過去曾有報導**失智者鹽、糖分不清楚，胡亂加入飯菜中食用，也有誤將樟腦丸當成冰糖吃下。**

在門診中，我更是常聽到焦急的家屬跑來問我，他失智的母親把肥皂當成食物吞了，要不要緊？該怎麼辦？遇到這類情況，我建議馬上撥電話向毒物中心查詢相關處理方法。但**如果出現嘔吐、腹痛等情形，要盡速送醫治療，千萬不要隨意催吐。**

現代的許多居家用品追求創意時髦，有時外觀與真實物品非常相似，甚至還貼上雷同的標籤，kuso搞笑。當香皂的味道聞起來和模仿的食物一樣，一般人乍看之下都可能會以為是真的食物，更何況是失智者。

因此家中若有失智者時，請多考慮是否適合擺放這些用品。

二、明亮

失智者以及銀髮長輩的感官知覺都會有退化的現象，明亮的採光有助於他們辨識環境，甚至提高情緒以及安全感。

平時可將失智者的臥房安排於有窗戶採光的房間，這樣即使是行動不便外出曬太陽的失智朋友，也能利用家中的自然光來增加光照刺激。

但**要提醒的是，窗戶需能有上暗鎖或是防止自行開窗跌落的功能，以防失智者行為混亂或是判斷力下降時，發生開窗跌落的意外。**

三、對比

即使在光線充足的狀況下，失智者對於辨識出物品或是重要的標示還是會有困難。

那麼，有什麼能提升我們對環境以及物品的辨識能力呢？那就是可以提高物品或是圖片的對比。

舉例來說，**對比最鮮明的就是黑白對比**。

・我們可以在**浴廁門口貼上大大的文字，或是容易理解的圖片**，來協助失智者辨認出這裡是浴廁的位置。

・如果居家環境已經有漆上特別的底色，那麼，可以依據色彩學的原理，應用互補的顏色，來增強對比性，例如黃色配上藍色，或是簡單地用深色、淺色互搭。

運用對比概念來改善居家環境中的配置，以協助提高失智者對環境的辨識力。

四、音量

有許多的長輩或是阿茲海默氏失智者，都有某種程度的聽力缺損。過去的研究顯示，**改善失智者的聽力，有助於溝通**。

可是有許多長輩對於整日配戴助聽器心生排斥，又或是抱怨雖然比較聽得清楚他人的對話，但也會不停地接收到許多噪音，所以常見的情況是，明明有正規助聽器，但是需要時，卻總是不戴在身上。

因此**在居家環境的預備上，我建議能配置適當的輔助工具，例如擴音器、聲音擴大器、簡便助聽器等，方便在需要與失智者或長輩溝通時取用**。

五、標示

想必大家都有這樣的經驗，在公共場所，例如機場、百貨公司等，在轉彎的地方，或是容易混淆的地方，都會有標示來協助我們找到想去的地方。

在失智者的家中，或是安養機構，也可以利用適當的標示，來協助維持失智者的定向感。

只是因為失智症患者認知功能下降，所以我們平時常用的文字、符號標示，對他們反而不適用。

建議可以用生活化的圖片來做成標示。

- 例如在前往廁所的路線上，貼上附有方向標示的馬桶照片。
- **如果需要多重指示，則建議將色彩元素應用在標示設計上，例如紅線是標示往廁所，綠線是標示往餐廳，藍線則是往臥室等。**
- 在月曆上標示重要事項日期時，也可以應用相同的概念。

例如門診回診日期，可用紅筆畫圈。

每週規則復健的日期，可以用藍色方塊。

再配上簡單文字說明，甚至是貼上自製的圖片、照片說明。

六、放大

有句話說數大便是美，在失智者或是老年族群的照顧上，這句話要修正成「放大就是美」。**將文字標示、月曆、照片或是物體放大，有助於老年族群或失智者較**

容易辨識出物品，或是較容易看清楚各種說明。

坊間針對於銀髮族群的產品，有放大按鍵的電話、放大字體的月曆等，都是相關應用的示範。

七、時間

在居家或是照護的環境中，建議要有清楚的時間輔具，例如月曆、時鐘，甚至是季節的標示，好讓被照顧的長輩或是失智症患者，能隨時得到時間感的提示，弄清楚現在的時刻，包含年、月、日、季節，或是日、夜，這**有助於他們維持定向感**。

・時鐘盡量選擇用阿拉伯數字清晰標示的款式。

・月曆、日曆更是愈大愈好，**上面最好還要有足夠的留白處，可作為加上手寫標示或是貼上圖片之用，甚至可以將小藥盒黏在月曆或週曆上，協助服藥規則**。

八、燈光

如果環境的採光不足，就要靠外來的燈光補足。

- 在燈光的設計上，建議仿照自然的日夜情境下會有的光源。早上以白色的光為主，到了傍晚，則逐漸增加黃色的光。入睡時，建議記得只留小夜燈，避免有太刺激的光照。
- 在光線設計上，由於**反射影像容易造成失智者判斷上的混淆與害怕，因此不建議運用反射原理來增強採光，間接式照明會是比較妥善的選項**。

九、開關

受到認知功能下降的影響，失智者操作家電用品的能力受損，常會出現危險的狀況。

對家屬來說，最擔心的莫過於長輩或是失智者使用鍋爐不慎，忘記關火，讓爐子空燒，甚至引起火災，所以**家屬必須考慮改用有「安全鎖」的爐具，或是具有「自動斷電」功能的廚房用品**。

另一種狀況，則是失智者已經有方向感退化的現象，若是再加上夜間漫遊現象，就會有走失的風險。**更換家中門鎖的設計，或是改變門鎖的位置都可以減少此類風險**。

但要提醒的是，門鎖設計要能讓失智者不易打開，但也要考量到萬一發生災害

時，還要能讓居住者方便逃生的設計。

搭配「紅外線偵測設備」，或是「離床報知機」，也是可以考慮的方式。

十、雜亂

對於失智者來說，大腦無法同時多工處理訊息，因此，不僅是內容不能用太艱澀的文字來呈現，也不能同時給過多的資料，導致資訊太過雜亂。

例如，留了紙條在冰箱上提醒失智者，結果冰箱上貼滿了大大小小的各式紙條，有的是食譜，有的是食物到期日，有的是給其他家人看的。

即便你用了較大張的紙條，失智者都可能因為訊息太過雜亂，而無法從中擷取到對他有幫助的那一張。

現在多數醫院的預約掛號單就是一個錯誤的示範。因為預約掛號單不是為失智者量身訂做，

蔡醫師暖心提醒

對於失智者來說，原本最熟悉與安全的家卻突然變了調或不一樣，此時，就需要細膩的家人，去打造更適合失智者生活的友善空間，讓失智者將心安定下來。

上面常常充滿太多資訊，除了回診日期與地點、醫師的姓名外，有時還有健康宣導的標語，或提醒年度防癌篩檢做了沒，抽血抽了沒，琳瑯滿目的結果反而導致長輩或失智者無法看懂。

我常常在診間要求護理師另外以紅筆圈示日期，甚至需要另拿一張白紙寫下需要的訊息。

在裝藥物的藥袋上，依法須註明許多細節，包括病患、醫師、藥師的姓名、日期、藥物的學名及商品名、劑量用法、作用與副作用，但如此密密麻麻，失智者反而弄不清該怎麼吃，以及哪個是哪個。

所以，**也需要我們加以簡化標示，或是協助將藥物重新置入每日藥盒**。

十一、魔鏡

鏡子在失智照護情境中，是個特殊的物品。

主要是因為失智者退化時，有可能會辨識不出鏡中的影像，其實就是自己的反射，也就是「他不認識他自己」。因而失智者在看到鏡子時，可能會出現種種反應。

例如，**把鏡中的自己當作另一個他人，不停跟鏡中的人說話**，但旁人看來，卻好像是失智者在自言自語，所以他們也常會拉長使用浴廁的時間，甚至無法將專注力放在清潔或是如廁這些日常生活事務上。

另一種情況，則是**失智者認為鏡中人為何一直跟著自己，而覺得驚恐害怕，或是憤怒激躁**，有時混合上被害妄想，更讓情況變得難以控制。

有些失智者甚至會在看到鏡子時，做出攻擊鏡中人的舉動。由於鏡子可能含有玻璃材質，碎裂後，恐怕會導致失智者受傷，**我建議可用布簾加以遮掩，甚至是移除公共空間中的鏡子，只在家屬或照護者房間中，保留梳妝台上的小鏡或是穿衣鏡**。

在空間的整體設計上，也不建議運用鏡子或是容易反射光線的物品來增加採光。

當最愛的人失智，需要你我發揮巧思，變化空間設計，營造失智友善空間，安心安身又安神。

醫師，銀杏可以治失智嗎？

「醫生，大家都這個對腦很好，吃了頭就不痛了。所以我買了好幾罐，要給我太太吃。」

我一看上面的標示，大吃一驚，這不是出名的強效消炎止痛劑嗎？哪裡是什麼「顧腦藥」呢？

醫師每回門診的必考題

「醫生，我聽人家說銀杏可以治失智，那麼，可以吃嗎？」病人家屬問我。

「不用啦，這已經做過大型研究了，銀杏不管是預防，還是治療都沒有效。」我篤定地回答。

「醫生啊，那吃阿斯匹靈可以嗎？我聽人家說美國人也都吃這個。」家屬繼續問。

「阿嬤，有些病可以吃阿斯匹靈來治療，像是腦中風，或是心臟病。但是阿公已經在吃保栓通了啦！不要再加阿斯匹靈了。這樣重複吃藥、太過頭會有問題。」

「這樣啊，我們隔壁鄰居都去買ＸＸ，好像廣告做很大，我也買了一罐，給他吃這個可以嗎？」阿嬤從包包中拿出一罐包裝精美的東西，開始考驗我辨識物品的能力。

「阿嬤，這是維他命Ｂ群。看起來是進口的。吃這個是沒關係。但是阿公之前有抽血，報告說他的維他命Ｂ濃度都正常，可能不太缺啊。」

上述這些並不誇張，都是平日門診常見的對話。之前接受許多次媒體採訪或節目錄製時，我都會笑著說，一回的門診，恐怕要回答十次的必考題，就包括吃銀杏等。

為迷信偏方的失智者或家屬擔憂

雖然我在螢幕上說得輕鬆，但真的在診間發生，卻是件累人的事。不停重複解說相關知識沒關係，也不過就是口水乾、喉嚨啞，但真正讓我擔心的是那些屢勸不聽，迷信偏方的失智者或是家屬。

他們常常拿出標示不明的各種產品，有的可能是保健食品，有的或許是草藥萃取物，上面標著英文或是日文，密密麻麻。如果是可以辨識成分內容的合法產品還好處理，我可以依照目前醫學上的共識，給予中肯的意見。難為的是有的標示不清，或是連劑量都沒說明，實在是「不知此為何物，怎能以生死相許」。通常這類來路不明的保健品，我只好搖頭，表示無法給予意見。

如果這些都是健康食品也就罷了，即便是吃下肚，不管有無助益，至少不會引起太大的危害，畢竟經過食品認證，也算是有個保障。但真正會讓我理智斷線的，就是聽到家屬或病患想要嘗試可能有傷害性的偏方或是藥方。

「醫生，我去日本玩，大家都在買藥，其他人都說這個很好，對腦很好，吃了頭就不痛了。所以我買了好幾罐，要給我太太吃。」

我定睛一看，上面標示著ＸＸＸ，我大吃一驚，這不是出名的強效消炎止痛劑嗎？哪裡是什麼「顧腦藥」呢？

「爺爺，這是消炎止痛藥，而且還滿強的。吃多了會損害腎臟功能，不能這樣吃啦。通常是有疼痛才吃，而且最好是醫生認為可以吃才吃。奶奶的腎功能，之前檢測的結果是在邊緣，我建議盡可能避免這些藥物，而且平常還要多喝水，才是保養腎臟功能的方法。」

聽完我的說明，爺爺總算是理解了，幸好藥雖然買回來了，但奶奶還沒吃下肚。

苦勸失智症家屬

其實不只是失智者家屬，有**許多人瘋買的日系藥妝，其實有些是藥品**，而不是化妝品，多含有類固醇或是抗組織胺等成分，應該要遵醫囑使用，但**往往卻被民眾誤以為是保養品，以為多擦無妨**，這就誤會大了。

之前有位失智症家屬，他拿出一個紙盒，告訴我，他買了這個給媽媽吃。

我張大了眼睛瞧，馬上就看到了關鍵字——「椰子油」。我立刻正色向他說明，這並無科學根據，證明它可以抗失智。本來我以為已經說明清楚，但家屬又從包包中拿出一張貌似簡報影本的紙張，上面布滿營養學與醫學的專有名詞，說明中鏈脂肪酸的好處等，並認為椰子油富含此種脂肪酸。

我又再度把這之間的差別與相關的知識說明一次。我心裡想，這樣總清楚了吧。

沒想到家屬仍是半信半疑，他覺得自己已經做足功課，但為什麼身為醫師的我卻一直說不行。

我看著這位孝順的兒子，執意要讓失智的母親吃椰子油，但他失智的母親其實同時罹患冠心病、糖尿病等，如果食用大量椰子油，恐怕會惡化她的心血管疾病。

最後我扯著喉嚨，漲紅著臉，用強硬的語氣，一字一句地對他說：「這個東西可能對她有害。我必須要告訴你，我・不・贊・成。」

最後兒子在其他家人的勸說下，半推半拉的出了診間。

我望著老奶奶坐在輪椅上離去的背影，我真的希望老奶奶的兒子能了解我的意思。

所以，要當個好的照護者，我認為首先要「腦波夠強，耳根子夠硬」，這樣才不容易被推坑，聽信沒有根據的各種產品。花錢事小，用了傷身，才真的划不來。

網路醫療文章「只對一半」

那天一位從事企劃的新朋友，因工作業務聯繫的關係，獲得了我的私人通訊方式。某日晚間，她突然傳來訊息。

「我覺得我最近常忘東忘西的，我擔心以後失智。你之前說要控制三高，才能預防失智，對吧？」

「對啊。」

「可是……我看網友轉貼的文章，提到膽固醇被誤會，所以已經取消飲食中的膽固醇攝取量限制。所以多吃沒關係，這樣是對的嗎？之前不是叫我們要少吃膽固醇？」

「這個有點複雜。這篇網路文章只對一半，最新的版本確實已建議取消飲食中的膽固醇攝取量限制。那是因為研究發現，影響血中膽固醇濃度的主要原因，還是來自於本身能否平衡代謝，而限制飲食中的膽固醇攝取量，對於血中膽固醇濃度影響很小。

「但是下半句有問題，所以解讀成這樣就可以多吃含膽固醇的東西是錯誤的。國際準則並沒有這樣說。應該是說，如果罹患了高膽固醇血症，只靠飲食限制並不可行，還是要服藥來控制才有效。」

「聽不太懂。但就是膽固醇還是不可多吃，對吧？」

「是的。」

蔡醫師暖心提醒

當生了病，不論我們是病人本身或是家屬，我們一定是心急如焚，渴望得到最好的治療與照顧，這是完全可以理解的，但若因為心急、焦慮或擔憂，而吃了對身體有害的藥物或食品，那麼就太得不償失了。

網路上錯誤的醫療資訊，一再進化

最近這幾年的網路謠言進化不少，也更加地令人困擾。過去的版本，內容單一且謬誤很多，述說缺乏證據，也無圖表，只要稍加澄清，大眾便能明白這是假消息。

但升級過後的版本就麻煩了，不但動輒搬出某某專家、博士的頭銜，或是胡亂引用翻譯錯誤的國外研究論文，然後寫上一段看似邏輯的科學論述，再附上精美的照片或插圖。

除此之外，最可惡的就是黑白混雜，常常上半句是正確的，下半句卻是胡謅，讓人不易分辨。組合成一台拼裝車之後，便在馬路上馳騁過市，亂起喧囂。

再加上媒體總是喜歡報導新奇的內容，一旦刊出，總是吸引成千上萬的按讚或是分享，但等到醫師或是專業人員提出異議或是糾正，卻往往不見大幅更正報導，如此惡性循環，正確的消息往往被淹沒在謬誤的消息之中，茫茫網海難尋。

關心健康與醫療訊息的親友們，總是擔心遺漏了好的東西，或是新的訊息。於是總愛打開雷達，接收來自四面八方的資訊，這樣雖然得到了豐富的訊息，卻也產生了太多雜訊的問題。

畢竟資訊這種東西，並非多就是好，而**要能慎重篩選，去蕪存菁，才能得到有用的部分**，就好像是加裝了濾波器一般，濾過那些不重要或是錯誤的假訊號。

在這個知識為王的時代，應該讓醫師成為你照護路上的好朋友。建議各位有疑惑時，應該和專業人員討論，或是參考相關疾病團體所發布的公告，藉以辨識資訊的真假。

別當「鍵盤醫師」

「醫師，請問您認為我媽媽是什麼病？」

「阿茲海默氏失智症。」

「啥？為什麼不是躁鬱症？」

「為何你會認為是躁鬱症？」

「因為來之前，我搜尋了一下，上面說躁鬱症就是有……我媽媽的狀況跟網路上寫的很像。這不就是躁鬱症嗎？不過，既然醫師你認為是失智症，可不可以開銀杏給她吃呢？」

「為什麼你會認為要開立銀杏呢？」

「不是這樣嗎？我在網上查詢了失智症的治療，上面很多文章都是在講銀杏，所以我以為是要吃這個比較好啊。」

之前在網路上流傳一段趣味影片，內容是「一分鐘惹怒醫護人員的方法」，生動地刻畫了網路世代「上網，但還是迷惘」的情形。尤其是在健康醫療常識上，許多民眾在就醫之前，可能會先上網搜尋資料，甚至扮演起「鍵盤醫師」，推論自己或家人的病情。殊不知**常在不知不覺中，產生先入為主的偏見。不但對於協助親人就醫幫助不大，有時還會提供錯誤觀察，誤導了醫師的判斷。**

因此在本書的其他章節中，我也試著說明，家屬需要提供什麼資訊，以協助失智者的醫療過程，尤其是**初次就醫的個案，需要親友家屬提供更多的病史及觀察心得。**

我想提醒的是，我並非主張不可使用搜尋引擎，或是不要上網。其實我並不反對萬事問谷歌，因為也是有許多病患和家屬搜尋了相關的內容，才警覺到可能是罹患了失智症而來確診。網路的確發揮了巨大的影響力。

但是我也要強調，**不能凡事只信谷歌**，尤其是疾病需要臨床醫學診療，醫師實際地與病患面對面來問診評估是很重要的步驟。

雖然有國際標準的診斷準則，但每個人都是獨一無二的個體，凡事也都有例外，醫療更存在一定的風險性，需要仔細地思考推敲。

在與醫師討論疾病相關的種種問題時，**我建議以病人為中心的立場，採取開放的態度，進行多方的討論，這才能讓患者得到最好的診療。**

為自己的健康把關

上述的情況，在如今醫病關係緊張，醫療人員普遍過勞的血汗現場，卻有實質上的困難。

假設醫師每節門診只需看八名病患，或許每名病患就能有三十分鐘好好解說，那麼或許能夠試著用較容易理解的話語，一一地澄清這些傳說、謠言，達到雙向溝通的目的。

但如今現況是病患個案數多，倘若花費如此的時間，那麼外頭等候的諸多病患，就會面臨候診時間過久的不耐，而醫師的門診也勢必是超時加班的工作。

又假設我們能有個專門負責說明的個案管理師或是衛教師，或許也能協助醫師，進行一般性的說明，可是在現今的制度下，健保並未有如此的給付設計，因此多數醫院並未規定聘有此類的工作人員。於是乎，疲累的醫師不耐緩慢說明，有的乾脆就撇開不答，有的則是簡短回應。

良藥苦口，忠言逆耳。**我建議如果下回醫師在診間回應你，不建議使用這種療法時，建議你多想想、多考慮，甚至不妨再多問問。**

以理性與知識為後盾，才能在資訊爆炸的時代，做出正確的抉擇，得到最適當的照護。

輯二

關鍵一：在日常上，如何照護失智者？

當最愛的人失智，需要你做他的大腦，篩選資訊，做出決定，才能獲得最佳照護。

該如何選擇日照中心？

如果平常白天大家都要上班、上課，家裡沒人，那麼，日照中心其實是失智者家人很好的選擇。

美妹的婆婆罹患失智症三年多了，起初是出現記憶障礙，重複問話，但最近家人發現，婆婆總是擔心自己的戶頭被盜領，她時常要求家人拿自己的存摺出來確認，甚至認為媳婦和新來的外傭覬覦自己的錢財，頻頻向兒子和其他親人抱怨，搞得家中氣氛不太好。

雖然針對這些症狀，美妹的婆婆接受了治療。但每回住院好轉後，回到家裡幾個禮拜，類似的狀況就又出現了。

主治醫師認為美妹的婆婆的藥物劑量不宜再增加，所以提出讓婆婆參加老人日照中心活動的建議。

「阿婆，白天你的孩子都在上班，你一個人在家會不會很無聊？」

「是啊，他們都去上班了啊。」

「我介紹你去一個地方上課。那裡的老師人很好喔。」

「好啦，我先去參觀看看。」

美妹婆婆在參觀後，接受了這個建議。她由外籍看護陪同去日照中心「上學」，逐漸的，她在那裡認識了新朋友，和工作人員也建立了良好的關係。

現在若是遇到假日，日照中心休息，美妹的婆婆還會抱怨為什麼今天不用上課呢。

日照中心的優點

日照中心，全名稱作「日間照顧中心」，可以算喘息照顧服務模式的一種。主要是由承辦的機構提供白天時的照護，提供餐點、簡易的文康活動或運動，讓家屬或照顧者在白天可獲得歇息，或是家屬或照顧者能在白天安心工作，等到家屬或照顧者下班時，再將失智者從日照中心接回家休息。

讓失智者到日照中心參加活動，不但可以分擔病人、家屬的壓力，日照中心還提供各種健康衛教，有關疾病及治療的知識，連結社會資源，並有機會和其餘的病友家屬彼此打氣，增加情緒支持等。

對失智者來說，他們在日照中心接受到保護，避免日間獨自在家的風險，也能獲得與他人接觸的機會。

通常日照中心會為失智長者訂立規律的日間作息時間表，**藉由適度的刺激，做心智復健和輕度體能訓練，以減緩長者身心退化的程度，也能讓他們的生活品質提升，活得更有尊嚴**。

何時該考慮送失智者到日照中心？

這個問題沒有一定的標準答案，主要是因為每位失智者都有其獨特性和個人需求。

大致來說，失智者因認知功能障礙（如記憶力差、表達能力下降）和生活功能缺損（沐浴、進食、更衣、如廁、休閒、金錢管理等），**由專科醫師臨床判定已符合輕、中度失智症標準，就達到日照中心收案的基本標準**。

如果再加上家屬照顧上有相當程度的困難，比如主要照顧者因工作、身心健康惡化，或其他重要個人事務，而無法在白天照顧失智者，又或是希望失智者白天能增加活動機會，就可考慮轉入日照中心，接受白天照顧，以緩解照顧者的身心壓力。

以下舉幾個例子，來說明當什麼情況發生時，不妨試試日照中心。

一、終結「偽獨居」

巫春婆婆的丈夫已經過世了，她平日跟兒子一家人住在一起，雖然全家人感情不錯，但是兒子、媳婦都需要工作賺錢，孫女也上學去了，週一到週五的白天，巫春婆婆都是一個人在家。

自從婆婆罹患了輕度失智症後，她便不敢自己一個人出門，她擔心自己會找不到回家的路。但是整日待在家，卻又時常有種不安全感，於是她會反覆打電話給正在上班的兒子、媳婦，跟他們說她所擔心的事，有時甚至要求家人提早下班回來。

以上這種情形，就是常見的「偽獨居老人」。子女苦於無法安心上班，失智者則是暴露在一個人的孤寂和風險下。如果能轉變成每日到日照中心去參加活動，有了適度的社交互動，可以轉移注意力，也能獲得從工作人員來的心理支持，或許可以減少巫春婆婆的不安，也能減輕子女照顧的負擔。

二、規則服藥好幫手

逸軍伯伯罹患失智症好幾年了，但最近他失智症合併的精神行為症狀變得明顯。

他對太太充滿忌妒妄想，總是認為太太和外面的男人有不正常的關係。因為這個症狀，他對太太甚至出現言語上的暴力，不停辱罵太太。所幸經過藥物治療，妄想症狀獲得控制。

但逸軍伯伯的記性不好，經常忘記服藥。太太擔心如果親自提醒他吃藥，會被誤解為想要謀害他，因此心裡擔憂，但又不敢明說。

後來接受醫師的建議，**巧妙運用逸軍伯伯反而對外人比較信任的心理，設法轉介到日照中心**，再由工作人員有技巧的提醒和關懷督促，逸軍伯伯逐漸可以規律的服用藥物，症狀也愈來愈穩定。

三、開心又安全地遊走

秋紅婆婆身體很硬朗，直到罹患了失智症之後，子女反而對於她的精力充沛感到頭疼不已。

原來是因為秋紅婆婆出現了漫遊的症狀，坐不太住。他們住在公寓的三樓，因為空間狹小，所以婆婆不管颳風、下雨，天冷天熱，時時要求外出遊走。

子女一方面擔心讓她一個人出門有風險，另一方面又煩惱排不出人力，可以分秒都跟著秋紅婆婆。看著體力旺盛的婆婆被困在家中，家人也很不忍心。

後來經過建議，轉介到日照中心。中心經過巧妙的設計，提供了相對安全的遊走動線，讓婆婆可以在日照中心漫遊，有時還能跟著工作人員一起運動或唱歌，一直待到子女下班後來接她回家。

日照中心在做什麼？

通常日照中心開放的時間，是星期一到星期五的早上九時至下午五時，某些機構甚至提供週末或夜間臨時托顧服務。

一般的行程是失智者由照顧者帶入日照中心後，工作人員會點名，量測生命徵象（如體溫、血壓等），之後會開始進行一天的課程，如早操、讀報等。

接下來的**重頭戲就是一些刺激心智活動的課程**，**如懷舊治療**、**音樂治療**、**芳香治療**、**體能運動**、**社交團體**、**勞作**、**烹飪等**。工作人員也會協助失智者處理如進食、沐浴更衣和做身體狀態評估等。

如有需要醫療協助的失智者，除了機構合約的醫療院所的醫師巡診外，若有特別的狀況，工作人員則會協助聯絡家屬和醫院，做進一步處置。某些機構也會不定期舉辦戶外踏青、參訪機構活動，帶長者接觸社區與社會。

研究指出，**結構化、規律化的日常生活作息有助減少失智者的精神行為問題，且適當的非藥物治療，可以延緩失智者退化，降低精神行為症狀產生**，減輕照顧者壓力，維持失智者生活品質。

某些日照中心會有其特色的軟、硬體設施，有的標榜模擬溫泉形式的沐浴空間和泡腳池，有的標榜提供定期的按摩療法治療，有些標榜明亮、寬廣、安全的遊走空間，甚至有些裝潢成舊式的戲院空間，讓失智者重溫舊夢，以和過去美好的生活經驗做連結。這些都是在正式參加前，可以先去參觀了解的。

如何選擇日照中心？

雖然都是日照中心，但是日照中心之間仍然有些小小的不同。

一、首先，最需要考慮的，就是住家地緣性。

蔡醫師暖心提醒

照顧失智者是一條漫漫長路，對照顧者來說，更是心理與體力上的負擔，但若是藉由日照中心提供的協助，或許能減輕照顧者的壓力。

如果失智者行動尚自如，得確定路途上是否安全、方便，或是對失智者來講太複雜，像是需要轉數次車、車班太少，甚至沒有大眾運輸工具可到；或是長輩由家屬或外傭陪同接送，車程是否太遠、車資耗費等（部分縣市有交通費補助），也有些日照中心提供付費交通車的服務。

現在有許多計程車改裝成身心障礙友善的形式，也可考慮定期包車。**原則上以離家近，或是家屬接送便利高為主**，然而這點城鄉差距明顯，有賴政府政策和社會大眾一同努力克服。

二、**其次是經費考量**，日照中心經營模式也有不同，有公立、公辦民營（或委託民間機構承辦）、私營等，收費因而不同。

通常除限制年齡、戶籍所在地外，還會要求要有體檢報告（如未罹患法定傳染病的證明），和身心障礙手冊。

除既有的社會輔助外，機構會視其失能的程度，酌收費用和伙食費。**我建議照顧者可以在該機構的網站上找到公告資料，但有些分項計費的部分（如特殊飲食、外籍看護參與費用等），可能需要親自打電話詢問。**

三、**每間日照中心接受個案的類型和失能等級也會有些許差異**，這和日照中心本身人力配置和地點有關係（某些機構僅接受行動能力可，有自理能力的輕度失能個案，某些機構可接受生活自理能力較不佳，但沒有管路的中度失能個案），所以**建議如果有意願轉介該日照中心，可以帶失智者先參觀、熟悉環境，同時讓工作團隊評估失智者狀態**，了解其照顧需求是否可在該機構被滿足。

而政府主管機關，如內政部和各縣市政府會公布機構的評鑑結果，可以在政府網站查詢，或是以電話詢問社會局老人福利科，甚至有沒有重大違規或缺失等，這些都是可供參考的指標。

在綜合上述因素考量後，或許**可以考慮舉行家庭會議，和所有成員討論可行的地點、照顧方式和可能的支出費用**。

如何利用目前的社會資源補助，可以上網或詢問相關人員，也可以洽商熟悉的失智症協會，蒐集情報，找適合失智者的機構，達成共識後再決定。

不過，在現實層面上，好的日照中心和長照機構，等候名單都很長，這也是需要列入考慮的。

如果還有其他的疑慮，也可以和失智者的主治醫師討論。

何時應考慮離開日照中心？

失智症是一個現今仍無法被治癒，會持續退化的腦部退化性疾患。

照顧者要先做好心理準備，隨著病程退化，失智者的功能跟著改變，也會逐漸無法繼續接受日照中心的服務。

舉例來說，在阿茲海默氏症的中、後期，失智者逐漸出現行動困難、吞嚥進食困難、大小便失禁等，或許需要鼻胃管，才能輔助進食。

期間有些人或許會因頻繁感染而進出醫院，生命徵象需要密集地量測或觀察，這時日照中心的軟、硬體配置就不適合此類的失智者了。

舉例來說，如果失智者身上有管路（如氣切管、胃管、尿管），護理之家或長期照顧機構此時會更適合照顧失能程度較嚴重的失智者。

離開日照中心的原因，也有部分家屬是因為需要到日照中心的理由消失了。例如，主要照顧者退休或離職，可全時間陪伴失智者，又或者是失智者的精神行為症狀在病程中、後期漸漸改善，但失智者逐漸失去主動參與活動的意願，此時規律去醫院返診，或居家附近的治療所接受職能與物理治療，反而是這階段的重點。

另外，有少數的失智者不喜愛多人參加的活動，或是受到精神行為症狀的干

蔡醫師暖心提醒

對於失智者的照護，目前政府主管機關所能提供的社會資源補助，如有需要，請記得上網或詢問熟悉的失智症協會。請記得，在照護失智者的路上，你並不孤單。

擾，對其他失智者出現妄想或干擾行為，因而不適合參與團體活動，此時**可考慮改到復健治療所，接受個別化的職能認知復健治療**。

針對身體功能退化，行動不便的失智者，也可考慮改採行居家式的職能認知復健治療。

另一種情況是因為某種原因，需要短暫離開日照中心。常見是因為失智者出現急性的精神行為問題惡化，或是發生急性身體內外科疾患需要到醫院住院診療。一般來說，日照中心會先保留名額，等待失智者的身體健康恢復後，再安排繼續參與日照中心的活動。

簡單來說，**日照中心是提供身體活動力尚可的輕、中度失智者，一個白天托顧或參與團體活動的地方，可以說是漫長失智照護的中途站**。

了解失智者對日照中心的接受度，認識日照中心所能提供的服務，或許這將會成為照顧旅程中，一段美好的回憶。

當最愛的人失智，我會選擇離家近的日照中心，鼓勵他到那裡去，多認識人並且和人互動。試著讓相遇的片刻記憶，成為彼此生命中的祝福。

當你想在家照護失智者，9個關鍵，不可不知

如果想在家照護失智者，以下的資源不可不知。

如果你失智了，會想要在哪裡被照顧呢？我想大部分的人會說，真希望能留在家中直到最後。這個看似微小的心願，在失智者家庭中，卻是件不容易的事情。

照護失智者，需要愛，更需要方法與支援

根據調查，台灣多數的失智者仍然是在家中，由家屬或外籍看護照顧，但是這

幾年，我們也從媒體報導中看到許多令人難過的故事。

有的是一個老的照顧另一個失智的，老老照護，隨著彼此年紀漸長，病痛逐日加多。

某天老伴對著老伴說，我累了，跟我一起走吧，於是一個餵另外一半喝下農藥，自己也喝了，攜手走了。

有的是白天上班，晚上照顧失智父母。隨著時間增長，看不到終點，無人替手，心力交瘁，於是用棉被枕頭悶住了失智者。長者走了，他們也被送進牢裡。

也有的辭去工作，全職在家終日照顧，但病情起伏，耗磨心力。

於是街坊口中的孝子、孝媳，當街掌摑老父，在家綑綁老母，幕幕令人心驚哀嘆。

長期照護失智者，沒有愛的確是不行，但是只有愛，卻沒有方法，沒有支援，有時也還是不行。

蔡醫師暖心提醒

關於在家照護失智者，這幾年，我們不時會從新聞報導看到許多令人唏噓不已的故事。他們的困境往往令人同情，但如果當時有足夠的支援，或許，這些悲劇可以有機會避免發生。

一、申請或聘顧「居家照護員」，以陪失智者就醫

所幸並非全都是令人悲傷的案例。也有為數不少的家庭，在親愛的家人罹患失智症之後，仍能讓失智者在居家情境中，接受妥善的照顧。

許多人問，是不是要財力雄厚，才能實現這個奢侈的夢想呢？必須要說，**就算有足夠的經濟能力，也不一定能保證達到這個目標，而是要用對方法**。除了依照每個人的情況不同來選擇，錢和時間也要適當地分配使用，才能提升照護的效率，增進失智者和照護者雙方的生活品質。

照護其實是很專業的一件事，所以需要經過學習，才能運用知識與科技來協助日常生活，也就是要以理性做足照護的功課，以感性和愛編織出堅固的支持網絡，讓高品質的居家照護得以成就。

舉例來說，**在治療及擬定失智者的照護策略時，醫師常需要視情況調整用藥**。失智症並不像其他疾病一般，可以依靠抽血或是其他檢驗來判斷情況，**因此更加仰賴醫師親自診視失智者**，但這看似基本的要求，卻成了照顧者的負擔。

失智者的家屬多需工作上班，有時無法請假陪同失智者就醫，但此時若能申請或聘用具有足夠的專業知識，得以協助醫囑的「居家照顧員」陪同就醫，就能讓失智症的治療更加安全與細緻。

二、居家健腦活動

失智者的居家照護計畫中，最常被忽略，但卻也是最需要，其實就是認知刺激的部分，也就是健腦活動。

失智症影響大腦許多的認知功能，注意力、記憶力、視覺空間能力，甚至是語言功能等。除了依照醫師囑咐，服用藥物之外，也應於平日加入職能活動。**歐盟及英國的失智症治療準則手冊均建議，輕、中度失智的個案，應接受專業的認知刺激或認知訓練治療，以促進腦部活化，延緩認知退化。**

在居家情境中：

1. 可以聘請治療師到家中，進行職能治療。
2. 或由家屬或照護者參加訓練課程，向治療師學習如何在家自行安排活動，搭配專業輔助的工具，讓失智者在家也能動動腦。

除此之外，**職能治療師也能給予居家環境改善的建議**。職能治療師針對每個病患的需求，評估原本居住地需要改造或是改善之處，例如，浴室是否要加裝扶手，止滑設計是否足夠，浴缸設計是否能讓失智者方便進出，餐具是否安全、易使用。

目的是透過環境的改裝，讓失智者能順利地在居家情境中被照護。

三、居家運動或復健，由物理治療師協助

常聽到一句養生常談「要活就要動」，這道理確實不假。最近這幾年針對老化的研究，也紛紛強調銀髮長輩若是罹患「肌少症」，對於身體健康會產生許多不良的影響，容易導致長者虛弱或是失能，進一步更是容易發生跌倒等意外。

失智症雖然是腦部退化性疾病，但職能活動除了能夠活化大腦之外，醫學研究也證實多運動不僅能強身，也能增強腦部血管新生，促進腦源性滋養因子的濃度，更能讓人體釋放出更多使人快樂的腦內啡。對於失智者的認知功能、身體功能，甚至心情愉悅度，都有相當程度的幫助。

但有許多家屬或是照護者會回應，這道理我們都懂，可是失智者同時有關節骨骼或是巴金森氏症等合併問題，或是居住在高樓層的公寓裡，出門一趟，實屬不易，究竟該怎麼增加活動呢？

這種時候，我建議應該積極設法在居家進行物理性的運動或是復健。**只要應用一些簡單的素材，配合專業的物理治療師指導，即使是失智者，也能在家中持續地**

做運動。

我建議以伸展性的運動，下肢肌力訓練為主，或是搭配日常生活功能訓練，以起身、步行、轉身、坐下等基本活動交互穿插。

在精細動作上，可以應用「**握力球**」**來增強手部的力量，有助於失智者自主進食的動作功能**。

有些家庭購買了各式各樣的照護輔具，枴杖、輪椅、助行器等，但缺乏專業諮詢，導致購買不適合的輔具，或者是使用方式錯誤，很可惜。

其實這些都應由專業的治療師示範教導，只有了解正確的應用方式，才能確保安全，並且發揮最大效益。

四、居家護理照護——申請「居家護理」

有許多家屬面對失智者身體照護上的種種難題，缺乏專業人員的引導。例如：

1. 該如何正確餵食，並減少過程中嗆咳的風險。
2. 對於行動不便臥床的個案，如何正確地進行翻身移位？要能確保安全，同時也要能減少照護者的身體傷害。
3. 身上有管路的失智者，該如何進行管路更換或是照護？

4.甚至是臥床出現褥瘡傷口，該如何照顧或是更換藥物？

以上這些都需要專業的居家護理指導，**我建議可向醫療院所，或各縣市長期照顧中心，申請居家護理訪視**。讓護理師到府訪視，並進行示範或執行護理療程。

五、居家醫療——申請「居家訪視」

在現行的健保制度下，持有重大傷病卡的失智者，家屬可向有提供居家診療的醫院，提出「居家訪視」的申請。

經健保局審查通過後，最多每個月能有一次的醫師到府訪視。訪視的目的，主要是醫師診察失智者，提供專業的診斷與治療建議，或是進行身心障礙手冊及外籍看護申請的鑑定。

倘若不符健保給付的資格，也可以自費模式詢問各醫院是否提供上述居家診療。

六、申請「居家陪伴」或「陪同就醫」

失智者若行動上仍可，精神行為症狀也屬穩定、和緩時，多半仍能在家安養。

但是，因為子女可能白天都忙於工作，所以當失智者白天在家時，他們往往缺乏活動機會，與人的互動也不足。

倘若失智者不願意前往日照中心，或附近並無鄰近的失智症關懷據點時，可以考慮申請「居家陪伴」的服務。

另外，若遇到門診回診時間，家屬苦於無法頻繁向公司請假陪伴，此時若未聘請看護協助，常常讓失智症家屬不知如何是好。

雖然家屬或許可以拜託醫師通融，但是醫療法規定需要本人親自到診，才能開立藥物，尤其是使用管制類藥物的患者，更需謹慎觀察，所以醫師往往也愛莫能助。

我建議可以考慮向縣市政府長期照護中心，或是民間居家服務公司，申請「居家陪伴」或是「陪同就醫」的服務。

要特別提醒的是，即使有「居家照護員」陪同就醫，家屬或是主要照顧者也應將平日就醫需要的資料先行預備，將想要與醫師溝通、討論的事項先行寫下，或口頭告知居家照護員。

另外，**也要在該時段保持電話或手機暢通**，倘若需要時，居家照護員才能透過失智者的手機，協助聯繫與溝通。

七、居家送餐

有些輕、中度失智者，可能自覺認知功能退化，所以平日多待在家中，因為懼怕迷路走失，不敢隨意外出。這樣雖能減輕風險，但每日三餐就成了問題。

有些失智者的子女早上會先準備好一日三餐，放在冰箱，然後外出工作，但也得等到子女晚上返家時，才能確認失智者進食的情況。

即便如此，**讓失智者進行加熱食物的動作，仍具有一定的風險**，加上失智者記憶力退化，以及執行功能不佳，常見到的結果是失智者忘了加熱，或是讓食物受到汙染，卻仍舊吃下，結果常常是進食不完全，或是衛生條件下降，**長久下來，營養與健康均受到影響**。

我建議可以結合「居家送餐」服務，尤其是午餐時段，子女多半有困難返家張羅一餐。

如果能搭配居家送餐服務，既可減輕照顧者負擔，也能讓失智者有機會與他人互動與交談，更能降低失智者單獨在家的風險。

八、居家沐浴

在失智末期或是某些難以移動的失智者，長期僅能倚靠擦澡的方式進行清潔，其實**可向各縣市政府「長期照護中心」，或是有提供居家沐浴服務的單位來申請**。透過專業的器材或沐浴車等方式，讓失智、失能者也能享受沐浴帶來的清潔與幸福感。

九、居家安寧

當失智者逐漸退化，進入重度期後，接下來可能面對的，就是反覆感染或是面臨困難進食的處境。輕則用上抗生素或針劑注射後好轉，重則轉為敗血症，危及生命。

這幾年，**經由安寧緩和醫療概念的推動，像失智症這樣的非癌症疾病也已經納入安寧療護的健保給付範圍**。

不過，與癌症不同的地方在於，失智的病程較長且緩慢，失智者生命期的預估長短變異性很大。正因為如此，**失智者的家屬即便已決心尊重失智者臨終希望採取安寧緩和醫療方式的心願，仍然會面臨病況反覆的挑戰**。

到底這次算不算是病危？現在就放手，是否太早？我會不會做錯了決定？此時的失智者多半已無法認得親友，也幾乎無法表達意思，我們要如何在家中進行道謝、說愛，並接受離別。

我建議可向各醫院中的「居家安寧緩和團隊」尋求專業的幫忙，「居家安寧共照護理師」可到家中訪視，並提供協助。

通常我在失智者進入重度階段後，**會鼓勵有意願接受安寧緩和醫療的家屬，盡早簽署「不施行急救同意書」，也轉介他們到安寧緩和門診**，先與緩和醫療團隊取得聯繫。待日後有實際需求時，才能及時得到幫助。

長照2.0與民營居家照顧的差異

台灣即將推動長照2.0計畫，但在面對失智症照護這類具高度複雜性的狀況，整合性的服務是否足夠，仍有待考驗。

目前已推出的一站式長照服務僅止於諮詢窗口、服務內容與資源的轉介，優點為費用多由政府負擔，但在轉介的時效性上，較需等待。服務排程的彈性度上，也較難完全依照失智者家庭的需求來安排。

民間有些銀髮事業公司也提供「居家照顧」服務，過去多以失能者為主要服務的對象，近年來則隨著失智者的比例上升，透過專業師資的引進、培訓失智症專業照服員、持續的教育訓練與研究分享進行轉型升級，提供不同的分級服務。

優點是可以提供一站式服務，基本服務，如居家陪伴、居家備餐、居家沐浴、居家安寧、陪同就醫均有提供，**費用上則需自費負擔**。

不管是政府推動的長照政策，或是民營的居家照顧服務公司，目標都是希望透過專業失智症居家照顧的介入，能夠協助失智者緩和病程，搭建起失智者從門診到家裡，或是從醫院到家裡的彩虹橋，以藉此減輕家庭照顧者的照顧壓力，並維持失智者與家屬原有的生活品質。

參考資源：長照2.0服務的申請，可洽詢各縣市「長期照顧管理中心」，或撥打長照諮詢專線4128080（市話）。

當最愛的人失智，我會選擇訓練精良的居家照顧服務員，藉著他們溫暖的到宅協助，減輕家中主要照顧者的負擔，讓平日需要上班的子女能安心，實現失智者在家終老的想望。

如何防範失智者走失？

當時還不明白阿公可能已經罹患失智症的我，曾經問過父母，既然有危險，為什麼要讓阿公自己騎車出去呢？

我還記得爸媽的回答：「不讓他出去，這樣，阿公不就太可憐了嗎？騎著機車悠閒地亂逛，這可是他幾十年來習慣的樂趣啊。」

我的阿公過世已經十幾年了，但他迷路那天傍晚的情景，還是深深地刻印在我腦海裡。

記得那時候，我擔任住院醫師的工作，正接受精神專科醫師的訓練，負責照顧住院病患，處理各項醫囑，很是忙碌。那日，手機鈴聲尋常般響起，我以最快的速度，反射性地接起電話。

「喂，你好，這裡是XX市XX區警察局。我是XXX，請問你認識蔡XX嗎？」

「你說蔡XX嗎？是的，我是他的孫女。請問發生什麼事了？」

聽到是警方打來的電話，心中一驚，我拿著電話的手微微地顫抖。

「剛剛有民眾報案，發現蔡老先生騎著機車，搖搖晃晃地，後來就直接停在慢車道上，好像是弄不清回家的方向。我們接到通知後趕到現場，發現他身上沒有證件，問他姓名，他回答說他是蔡XX。問他住在哪裡，卻講不上來。」警員詳細地說明。

「因為現場是交通要道，擋在車道中很危險，所以我們先把他載回警局，機車也請同仁幫忙騎過來。剛剛搜查，發現他身上帶著手機。」

原來警察先生發現阿公身上有手機，查看了一下，幸好手機並未鎖定，裡面記錄了幾個號碼，排在第一順位的就是我的號碼，警員於是嘗試撥打電話，這才聯絡上我。

「要請你們過來這裡接他回去。」該位置距離老家有一段路程，想來阿公騎了許久才停在車道上。警察先生說阿公似乎沒喝東西，看起來又熱又累，他們先請他喝些水，並讓他坐著休息。

蔡醫師暖心提醒

將失智者關或鎖在家裡，其實是照護者很不得已的做法，因為雖然不忍，可是更害怕他們在外面走失。但其實現在有一些做法，或許可以幫上這些照護者的忙。

「警察先生，真的非常謝謝你們。我馬上通知家人，立刻過去接阿公回家。」阿公幸運地毫髮無損，我衷心地向警員道謝。

掛掉手機，急忙改撥家中電話，通知父母，爺爺迷路了，被帶到警局。爸爸說阿公吃過早餐後就騎著機車出門了，說是要到附近逛逛。因為阿公偶爾會到傍晚才回來，並不以為意，沒想到阿公竟然迷路了。

幸好阿公沒有騎到偏僻無人的地方，也沒有發生交通事故，更感謝熱心民眾報案，以及警察先生們的協助，當時的陽春版手機耗電不多，續航力十足也幫了大忙。

後來類似的情況，又發生了幾次。家人逐漸明白，讓阿公自己一個人騎車出門，可能有風險，於是先勸他自由活動範圍僅限住家附近，接著再慢慢地減少讓他一個人騎車到處亂逛的頻率。

照顧者的兩難

當時還不十分明白阿公可能已經罹患失智症的我，曾經問過父母，既然有危險，為什麼要讓阿公自己騎車出去呢？

我還記得爸媽的回答：「不讓他出去，這樣，阿公不就太可憐了嗎？騎著機車悠閒地亂逛，這可是他幾十年來習慣的樂趣啊。」

相信**有許多的照顧者，都苦惱於如何兼顧安全性，又能維持長者或失智者的生活品質**。我們無疑是幸運的，阿公雖然曾經迷路，但每回都是有驚無險。不過，隨著罹患失智症的人口逐年上升，愈來愈常見到失智者走失的新聞報導。

在這之中，有最後自行返家，有被人尋獲，也有不幸被發現時已經意外身亡，甚至是失蹤多年，仍無音訊。

看著螢幕裡焦急求助的家屬，還有社群媒體上，不時就會出現的尋人啟事，**除了消極地將失智者留在家中，或是封閉式的機構中之外，其實還是有些防範走失的方法，或是配套措施，可以綜合應用**，來減少走失的風險，或是協助尋找失智者的影蹤。

一、有人能一直陪伴失智者

這是我認為最耗心力的方法。陪伴的人跟前跟後，既能讓失智者自在漫遊，又能確保安全，但這個方法也不是萬無一失。**有時失智者對於自己的功能退化，並沒有病識感，不願讓人陪伴出門，甚至只要有人跟著便生氣**。

曾有家屬迫不得已，先佯裝讓失智者自行出門，然後再偷偷跟隨在身後，還得左躲右閃，不被發現。不過，往往一個不留意或是等個紅燈，失智者就失去蹤影，實在是非常辛苦。

二、愛心手鍊

傳統，但是被普遍使用的一個方法，就是可以幫助協尋的愛心手鍊。**需要的家屬，可向「老人福利推動聯盟」洽詢，或上縣市政府的網站查詢如何申請。**

藉著科技的協助，也發展出一些方法，例如**將衛星定位的GPS裝置在鞋子或手錶上**，可以追蹤定位失智者的去向。**這類裝置可以依規定向「縣市政府社會局」，申請費用補助。**

現在**市售的智慧型手機也有類似的功能**，倘若電力足夠，手機也未被關機，就可以定位出可能的位置。

但這些方法也有漏洞，例如當失智者脫下鞋襪，弄丟手機，或是拿下手環，甚至是裝置電力耗盡，都可能會讓這個方法失去效果。

三、運用紅外線感應裝置等，如「離床報知機」

透過紅外線感應裝置、壓力感應裝置，或是無線射頻識別系統（RFID）感應裝置，可以偵測到失智者是否移動，或是離開固定的範圍。

例如**「離床報知機」，平時安置在病患的床上，倘若失智者於夜間離開床褥，就會發出訊號，讓照顧者知道。**

這個技術也常應用在預防需人扶助的長輩自行下床的提醒，以減少跌倒事件的發生。

家屬揮之不去的夢魘

有些新設立的長期照護中心或失智症病房，**為了失智者的安全考量，在重要的出入口設置感應裝置，然後將相對應的發射器縫在衣服中。**只要失智者一經過感應器，就會發出提醒訊號。這種方式，則多應用於半開放式的公共空間。

當夜深了，家屬已然睡著，失智者卻在半夜醒來，接著自行外出，漫無目的遊走。那種凌晨醒來，發現失智者竟不在床上，慌忙衝出家門，擔心親人失溫、失足，四處尋找的驚恐，相信經歷過的家屬都難忘懷，甚至是揮之不去的夢魘。

因此有些時候，照顧者會嘗試將房門或是家門鎖上，想要讓失智者無法輕易離開。

這方法雖然可以減少失智者逕自開門出去的問題，但若遭遇火警或是風災水災等意外時，恐怕會妨礙所有人員逃生。

1. 建議可利用失智者問題解決能力退化的特質，**加裝不易被發現，但是卻容易被開啟的「暗鎖」**，以平衡走失與居住安全的風險。

2. 另外，也可透過裝潢裝飾的小技巧，**將門窗偽裝成其他的圖樣，讓失智者不易辨識出口的方位**，也是一個做法。

帶失智者建立指紋檔案

類似我阿公的情形，多數走失的失智者，最後都是由員警所發現。倘若是熱心的民眾看見了，也多半會將失智者送到警局。

因此，**近年來也推廣帶著失智者親自前往警局，進行指紋按捺，以便建檔**。倘若日後發生走失事件，警察單位就能夠透過電腦資料，盡速地確認走失者的身分，然後聯繫家屬。

不過，目前這種方法的普及率仍低，有賴地方政府宣導與推動。

倘若對於讓失智者前往警局有困難，那麼，也可以自行到刑事警察局網站下載

「自行按捺指紋」的表格，再設法讓失智者在家中按捺指紋。倘若失智者失蹤，就可將此資料交給警察局，轉送比對。

另外，我特別提醒照顧者：

1. 平日需準備多張失智者的生活照。
2. 將失智者常穿的衣物拍下照片備用。
3. 甚至養成每天出門前照一張相的習慣。

一旦失智者走失後，毋須等待二十四小時，就可立即向轄區警察局報案，再憑**藉「報案單影本」，可請「失蹤老人協尋中心」幫忙協尋**。再來，可透過網路社群、媒體、失智症協會等管道協尋。此時提供近期照片等資料，有助於警消或民眾協助尋找及通報。

防止走失的終極方法

其實，**防止走失的終極方法，可能是建立一個失智友善社會**。套句便利商店的廣告詞，整個城市都是我的咖啡館，這個夢想則是「整個城市都是失智村」，也就是當社區能連結在一起，形成一個安全網絡，才能讓失智者安心地在這之中遊走。

目前台灣失智症協會正在推動「瑞智友善商家」。有許多知名的企業，如信義房屋、寶島眼鏡、全家便利商店等，均已宣告加入。**透過這些遍布在大街小巷的商店，率先成為失智者的臨時庇護所**，守望相助，關心扶持，不僅是失智者，也能讓更多銀髮族或是身心障礙人士，更加自在與安全地生活在社區中。

當人人都是失智者的好朋友時，當我們不再需要宣導失智友善社會時，失智友善國度就真正來臨。

輯三

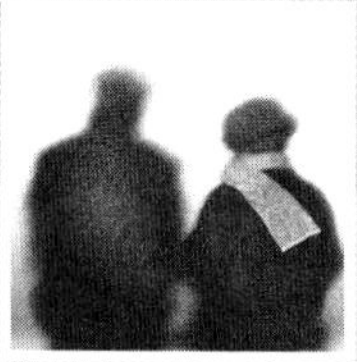

關鍵二：如何照顧失智者的心理層面

8 他不是失智了嗎，怎麼還會有這些衝動？——撇步，你可以這麼應對

有些失智症照顧者會說：「他不記得我沒關係，但是他老是認為我會害他，偷走他的東西，食物被我下毒，把我當成仇人或賊來看待，好令人傷心。」

如果問一個失智者的照護者，最辛苦的部分是什麼？是不眠不休，即使盡力照顧失智者，失智者卻仍然退化嗎？

但照顧者可能會回答：「其實，這些我可以忍耐，也都做好了心理準備……」

這一點，最讓照護者心力交瘁

根據研究，最讓照顧者感到負擔沉重的，是失智症相關的精神行為症狀。因為失智症不僅會帶來記憶力退化，注意力不集中，語言表達能力下降，執行組織能力下降，還可能會帶來所謂的精神行為症狀。

什麼是精神行為症狀呢？這是一個概括的集合名詞，簡單來說，就是泛指因腦部罹患失智症之後產生的一系列精神、情緒、睡眠、飲食、行為等異常或障礙。舉例來說，可能有妄想、幻覺、憂鬱、焦慮、失控、怪異舉止、飲食障礙、睡眠障礙等。

有些照顧者會說：「他不記得我沒關係，但是他老是認為我會害他，偷走他的東西，食物被我下毒，把我當成仇人或賊來看待，好令人傷心。」

失智者可能會出現妄想的症狀，內容則不一致，但多半是東西被偷走了的妄想，或是堅信有人要陷害他，甚至是子女可能會遺棄他等，種種並未真實發生的事。

麻煩的是，不管家屬或朋友怎麼勸說、安慰，甚至拿出監視錄影畫面、銀行存摺等種種鐵證，失智者依舊不相信，有時，失智者會認為連這些鐵證也是假的，讓家屬有理說不清，愈講愈生氣。

其實，這是因為受到疾病的影響，有時不是口語安慰或解釋就能緩解。

我建議，必要時尋求精神科醫師的專業協助，或以合併藥物與非藥物治療來加以控制。

他生病了，他不是故意的

而在照顧失智者時，**我們必須了解，這些都是疾病相關的症狀，不是失智者故意的。失智者不是故意找碴，也不是故意不信任你。**

照顧者常說：「他搞不清楚日期、方位沒關係，但是他同一句話，一天問上個幾十、幾百次，不管我怎麼費盡口舌回答都沒用。我在上班，他猛打電話來，我不停地接電話，主管都給我白眼了。跟他講，他也不聽。或者是三更半夜不睡覺，一直要我去找已經過世的叔伯，我晚上照顧他，白天還得上班，我不知道這種生活能撐多久……」

雖然照顧者常常因為上述症狀而面臨精神轟炸，或是疲於奔命，這真的非常辛苦。但是**我們在照顧失智者時，也要了解，失智者這些症狀是受到疾病的影響**。

他不記得了，所以問你。你回答了，但是他又忘記了，所以再問你。你又回答了，但是他想不起來，所以又問了你。

他真的不是故意的。

照顧服務員覺得屈辱

如果問一個失智者的照顧服務員，是什麼原因讓他照顧不下去，寧可辭職到他處去？是因為照顧失智者比一般長者更累、更耗時？是因為薪資不成比例？

照顧服務員常說：「餵食翻身把屎把尿，我們都不以為苦，也能了解不管是失智者或是家屬，正是需要照顧服務員來增加照護的專業性與強度。但遇到失智者動輒脫光衣物，暴露下體，或是口出穢語，露骨求愛，甚或是襲胸摸臀，就令照顧服務員很難忍受。」

照顧服務員雖然多半是中年族群就業，但多數是女性，遇到這些狀況，不免深受打擊，內心覺得屈辱，或是受到不小的驚嚇。

也常有人問我，她／他不是失智了嗎？怎麼還會有這些衝動？照顧者必須先了解的是，這類的症狀在醫學上歸類於「去抑制」行為，也有人稱為「不適切行為」。

這是**表示原本人類擁有的基本慾望，如性慾、食慾等，受到疾病的影響，而出現了失控的現象。有些時候是慾望的強度異常上升，有些時候是慾望的對象不適當**。

而失智者通常又伴隨著現實判斷功能的障礙，因此可能連表達的方式、地點，以及對象也都會出現異狀。綜合起來，便呈現了在公眾場合衣衫不整，衝動地觸摸他人身體，口頭示愛求歡等行為。

我們必須先理解，才能包容

就像許多心智障礙者一樣，常被認為是「蓄意的」，因為大家總是先入為主地認為認知功能退化，不應該還有能力做出這些行為。但卻忽略了失智症病程漫長，重度失智者功能嚴重受損，的確較無法啟動複雜的行為或語言，但輕、中度失智者仍保有部分能力，而從外觀看來，確實難以分辨輕、中度或重度，於是就造成更多的誤解。

有些時候，甚至還會產生法律上的問題，例如被告等。而家屬一方面覺得丟臉、難堪，一方面又還得協助處理這些糾紛，更是憤憤難平。

我必須再一次說明，他們真的不是故意的。**我們需要試著藉由理解這些症狀原來是失智症的一部分，來發展出真實的包容與同理心，才能不陷落在嫌惡感裡，**最終導致照顧者的心理負荷，甚或是演變成消極地減少與失智者的接觸等，這些都會產生照護品質減低，照顧者與被照顧者生活品質下降的負向結果。

8 撤步，一移二拖三轉念

如果問一個有經驗的失智照護者，哪一招才是最重要的照顧心法？是耐心、愛心，還是同理心？

其實最常用的一千零一招，是「轉移注意力法」，姑且稱之為「移心大法」。在本書的其他章節也有提到，雖然好像只是一招，但如果時機掌握得好，加上經驗的累積，也能變化出千千百百的「子招式」。

舉例來說，當失智者氣呼呼地質問我，媳婦怎能偷走她的東西時。

一、**我們必須試著不採取質問的態度**。千萬別說：「你有證據嗎？」

二、也**盡量別以評價的方式來安撫他**，例如：「那個東西不值錢，怎麼可能有人會要。」

三、我們通常會**讓失智者述說一下，回饋給他目前的感受**，例如對他說：「你聽起來很生氣……」或是：「你感覺很傷心……」

四、接著，在「不說謊」的前提下，可以**適度地給予一些尋常的安慰**，例如「生氣對你身體不好。」或是：「你這樣傷心，我們也覺得很難過。」等。

五、接下來**最重要的就是「轉移話題」**，不然招數很快就會用盡。可以聊聊那個東西對他為何如此重要，是否有其他物品可以替代。

六、甚至**把握機會「岔開話題」**，**也就是二度轉移話題**。可以從身體健康比較重要，接著問：「天氣變化，是否有覺得不適……」等。

七、那麼，是否還有第二招呢？**可以試試「拖延戰術」**。

當失智者抱怨物品被偷，有人想害他等精神行為症狀時，倘若轉移不了，建議嘗試拖延大法，例如推說「此事需謹慎應對，會等其他兄弟姊妹相聚時，研究如何處理……」

有些時候失智者的妄想對象是外籍看護，會出現辭退看護的要求，但可嘗試推說：「現在申請不易，家中需要人手協助……」等。

當失智者重複要求煮食或吃東西時，可推說：「用餐時間尚未到……」、「菜色尚未買齊……」、「今日特別節日，要等待家中某某成員回來共享大餐……」等。

那麼如果第一招用了，第二招也用了，藥物治療嘗試了，非藥物治療也用上了，甚至哭求、威嚇、謊言、冷處理，什麼該用與不該用的招數都用了，都還是沒效果呢？

八、俗話說山不轉路轉，他不轉，我們就要先轉，此時**建議轉念「等字訣」**。

大家不免要數落我：「醫生，你這樣講很遜，不是跟沒說一樣嗎？」

其實不然，我在臨床看診時，也曾經與許許多多的家屬進行過詳細的討論，評估精神行為症狀對失智者本人及其家屬照顧者的影響之後，倘若影響不大，也會做出：「那就再觀察看看……」的結論。

有時是評估藥物治療的副作用顯然超過失智者所能承擔，也可能會做出順其自然的決定，也就是**等等看，看症狀是否自然隨病程改變而減弱或消失。**

等等看，是否有較適合的醫療介入時機。

等等看，失智者身體健康情況改善後，是否還有調整治療計畫的可能。

我在撰寫此章節時，說巧不巧遭逢了據說是某地近半世紀以來最大的風雪，導致飛機停駛，困坐在機場內，窗外是零度以下的冰封世界。

等了一整天，班機依然無法起飛，後來甚至露宿機場內，再繼續等待第二天，

蔡醫師暖心提醒

照顧失智者確實是一件辛苦的事，尤其當失智者有妄想、幻覺等精神行為症狀時，更可能令人備感煎熬，但我想再次提出，失智者並不是故意要這麼做，他是生病了，所以或許站在多理解的角度，照顧者就比較可以釋懷一些。

最後終於守到雪停天晴，雖然疲倦狼狽，終究安然返抵家門。

失智症的精神行為症狀就像是不知何時會襲來的風雪一般，再怎麼嚴峻，也會有歇停的時候。

隨著失智症的病程進展，失智者的症狀也會有些改變。過去讓家屬或照顧者困擾的症狀，過些日子，可能就會趨緩，當然也可能再有其他的症狀。

就如同面對大自然的冰雪風暴一般，當以人之力無法抵擋時，建議措施以安全為主要考量。

在保護失智者和他人的前提下，只要沒有傷害性，就靜待這些症狀逐漸消融。

照顧失智者，並沒有絕對的方法

失智症的照顧心法並不存在一個絕對的標準，有時需要激發創意，有時需要彙整經驗。

以上介紹的則是以「國際老年精神醫學會」的建議準則為出發點所寫的心得。

當你發現照顧失智者會讓你莫名其妙地火大，時常想要奪門而出，動不動就掉淚時，**請記得放慢步調，調整呼吸，試著理解，他不是故意的**。

我衷心建議，此時與專業醫療團隊討論是否有其他的處理方式，也**鼓勵參與由**

照顧者所組成的互助團體，或是安排「短期喘息照護」等。

學會心法，讓失智照護能更適當與順利。

3招，讓失智者願意動動腦

「醫生，我看他的腦力愈來愈退步了。除了吃藥，還有什麼可以補腦的？花錢不要緊。醫師，你告訴我，我好趕緊去買。」

除了吃藥，還有什麼可以補腦？

「醫生啊，我叫他出門，他就說關節膝蓋不舒服，不然就說沒力氣，但是去看過骨科，都說還好。」阿嬌姨陪著丈夫蔡伯伯走進診間，一坐下，就是一陣數落。

蔡伯伯並未反駁，轉頭看著太太，又轉過來看著我，點了點頭，默認老婆告的罪狀屬實。

「醫生，我想要給他補體力，要買什麼營養品才有用？」阿嬌姨嘴巴雖然一直碎唸，但心裡還是希望丈夫身體能更健康。

「還有啊，我看他的腦力愈來愈退步了。除了吃藥，還有什麼可以補腦的？花錢不要緊。醫生，你告訴我，我好趕緊去買。」

「請問蔡伯伯，白天都在做什麼呢？」我一邊揮手安撫阿嬌姨，一邊開口問。

蔡伯伯聳了聳肩，笑了一下，但是沒說話。

「他喔，什麼都沒做啊，就是一直坐在那裡。就算把電視打開，他也沒看，老是打瞌睡。如果不叫他，除了吃飯的時間，他一天可以睡十幾個小時。」阿嬌姨想到這個就有氣，又開始唸了起來。

「這樣不行啦。**腦力不能只靠吃藥，體力也不能只靠吃補。**」我說。

吃補不如腦補

目前針對失智症的治療，僅有幾種延緩退化的藥物治療，效果因人而異。有許多家屬照顧者都會詢問，那麼除了吃藥，還能做什麼？因而在幾年前，聯合了國內數位年輕醫師，撰寫了《今天不開藥，醫師教你抗失智》（希伯崙出版）一書，為的就是介紹失智症的非藥物輔助療法。

時至今日，這個建議依然不變。二〇一六年，歐盟學者群發表在國際知名之《刺胳針》雜誌上的一篇綜論性文章指出，**除了藥物治療，建議應讓失智者接受非藥物輔助療法，包括了認知刺激治療或復健、運動治療、音樂治療、懷舊治療、藝**

術治療、芳香治療等。文中甚至認為各個國家都應支持相關治療的發展與普及。

一、腦力補習班

以醫學實證的角度來看，最獲得支持的輔助療法之一，就是認知刺激治療。這名詞聽起來有點生硬，如果**用通俗一點的白話來說，或許可以想像成「腦力補習班」**。

實做上，也就是透過各種職能治療的方式，針對腦部各個功能區域，進行刺激訓練。

1. 由簡而繁，刺激腦部基礎認知能力，例如：練習心智演算的速度。
2. 由上而下，融會貫通。例如：邏輯問題，訓練刺激解決能力。
3. 對應不同腦區的特性，進行活化大腦額葉功能的活動、聽覺與語言的刺激及記憶訓練等。

這類的認知刺激活動，在國外大型研究中，被認為可以促進輕度認知功能障礙者，以及失智者的認知功能，甚至也能減少失智者的行為問題。

倘若針對目前仍身心健康的老年人進行認知刺激的治療，研究發現，比起未接受這類認知刺激治療的長輩，能維持更好的腦部認知及日常生活功能。

二、運動

第二個方法，其實大家都知道，那就是運動。

運動對身體健康有幫助好像是老生常談了，所以當我建議失智者及其家屬要多運動時，總是會得到：「這種常識，我們早就知道了。」或：「運動不是改善身體健康嗎？跟腦力或是記憶力有什麼關係？」的回應。

但我要再度強調，運動對人體的好處實在太多，舉凡大家比較熟悉的，促進循環、減輕體重、改善代謝症候群的症狀，到與腦部較為相關的改善憂鬱情緒，減少焦慮、改善睡眠，還有就是對維持或促進認知功能有幫助。這看似想當然耳的道理，卻是經由許許多多的研究之後才證實。

持續規律的運動，可以讓腦部的血管新生，並且讓腦部分泌出更多的腦源性滋養因子，或是讓人快樂，並且減輕不適感的腦內啡等，這些都是對腦部功能有幫助的機轉。

「天主教失智老人基金會」積極推動失智症自我管理的活動，設計了一個好記的口訣「運動333」，指的是每週運動三次，每次三十分鐘，運動時，心跳最好達到每分鐘一百三十下。

運動是對的，問題在於如何讓失智者能開始並安全地運動，所以，執行時一定要實際考量失智者本身的年齡、體力，是否有心臟血管疾病，是否有骨骼關節疾病等因素，來加以調整，量力而為。

運動之前，應該要量測基本的生命徵象，例如心跳、呼吸、血壓、體溫等。若有不適，應該選擇休息，而非硬要活動。

我建議可以考慮接受「職能治療師」或「物理治療師」的專業指導，以避免傷害，並且達到最佳效果。

根據實證醫學的研究，上述這些健腦或是健身的治療，都需要每週進行數次，並且持之以恆，**至少約三個月的時間，才能達到最佳的效益**。

除了居住在醫院附近的家庭外，對於帶著失智者舟車往返醫療院所的照顧者來說，是很辛苦的事，所以應該**考慮住家就近的相關場所**。

對於行動不便，或不適合外出接受治療的個案，甚至是居住在安養護機構中的失智者，則應考慮以居家的方式進行。

・政府立案的「物理或職能治療所」

目前在台灣，可以在社區選擇的相關資源，有下列幾種：

提供一對一，或是一對少數的個別化認知刺激治療。通常是以小時為活動的時間單位。

進行治療時，需考量失智者的體能、嗜好、教育程度、失智症的類型，目前的認知功能或是疾病的嚴重度。

優點是可以依照個別化的差異進行治療，治療皆由具國家證照的職能治療師或物理治療師來進行。因可進行個別化設計，在失智者的嚴重度上彈性較寬，從輕度到重度皆可。

時段上就如同約診，因此較能配合照顧者的需求。如果時間安排上均可配合時，**建議盡量選擇失智者一天中狀態較佳的時刻來進行治療**。

對於罹患糖尿病等代謝疾病的失智者，須注意時程安排上是否會影響用餐與服藥的時間。

此外，對於輕度認知功能障礙者，也提供認知促進的活動建議。收費上則較大團體式為高。

・團體腦力活化班

「台灣失智症協會」過去數年在全台各地積極推動「瑞智學堂」，成果豐碩，吸引許多亞洲協會前來交流觀摩。

這是一種以團體方式進行的失智者活動，是由接受過訓練的人員來帶領，可以是志工、照顧服務員，或其他的專業人士。

進行時採團體方式，**優點是可讓失智者增加與他人互動的社交機會，在失智者的嚴重度上以輕、中度失智者為主**。倘若功能不同的失智者形成團體時，帶領上難度較高，因活動內容以大多數失智者能操作的前提來設計。

失智者若出現精神行為症狀干擾，例如對其他失智者產生被害妄想，或是出現觸摸他人肢體的行為，有時便難以待在團體中進行活動。

另外，學堂活動通常有固定時段，失智者與家屬須能配合。**各地縣市政府多有補助，因此收費上較低廉**。

需要此種服務的家屬，可撥打台灣失智症協會的專線電話洽詢。

・居家職能治療服務

我國正開始推動長照2.0計畫，其中便設計有「到府的居家職能及物理治療」。對於住家無電梯，行動不便，或是病況不適合外出的失智者，可考慮接受居家治療。治療皆由具國家證照的職能治療師或物理治療師來進行。

居家治療的限制，在於居家缺乏較為專業複雜的硬體設備可供治療應用，此部分對於物理治療方面影響較大。職能治療所需的工具，較可轉換為可攜式裝備，甚至能巧妙地以居家原有的物品應用來進行治療。

居家治療之前，專業治療師多會進行先期的評估，以了解失智者的個人狀態，並可協助評估居家環境。

目前接受居家治療的個案，多為病程較退化，或是身體罹患多重疾病，不良於行者。

對於病況較輕，或是肢體活動力尚可的失智者，應盡量鼓勵他們多外出，或是多主動參與活動為上策。

外出活動可獲得日曬的好處，**參與治療活動所接觸的人事物對於失智者來說，不僅僅是認知功能上的刺激，體力上的鍛鍊，同時也是一種社交功能的運作。**

介紹了這麼多促進失智者健康的方式，但對於家屬來說，最頭疼的就是失智者不肯做。不管是嘗試參與活動，或是接受治療，總有些失智者缺乏動機去執行。

我在此提供幾個可行的方法，大家不妨試試看。

第一招「返老還童法」

明明已經盡力向失智者正經地解釋什麼是「認知刺激治療」或「瑞智學堂」，但他們還是難以理解這些名詞，那麼，**倒不如簡單地解釋成「去上課」**。

有許多長輩並不排斥活到老，學到老的精神，也對於社區大學長青班有些概念，所以**可藉由他們對於某些嗜好的喜愛，來提高他們參加的意願**。

例如，有些失智者原本就喜愛唱歌或聽歌，順著這個興趣，可以說：「那裡有歌唱班。聽說老師很不錯，來去上看看……」有時還可以加碼來一句：「下次門診，再把您寫的書法拿來分享喔。」

第二招「生病就是要復健法」

有些失智者對於腦部認知訓練的概念較無認識，但多數的長者都曉得「生病後要復健」的概念。

試著用失智者能理解的口語說：「就像腳受傷之後，要做復健一樣，我們的大腦也要做復健，不做，會更加退步。」

第三招「白袍聖旨法」

蔡醫師暖心提醒

如果可以因為我是身著白袍的醫師，而能讓失智者多多聽從我的建議，那麼，其實我是很願意的，因為我很能理解照護失智者的辛苦啊。

有些失智者對於家人的勸告不太接受，但對於醫師的囑咐，則能勉力配合，於是**有許多的家屬都曾經拜託我，請我「吩咐」失智者一定要規律治療。**

只要是對失智者有益處的，我通常都是抱持著盡量幫忙的態度來處理。有時家屬一個眼色拋過來，我便假意嚴肅地「交代」失智者家屬，「務必」讓他們接受復健治療。

失智者的兒子也會在旁趕緊接話說：「有聽到沒？這是醫生交代的，我必須聽醫生的吩咐，這一定要做。」或是採取溫情攻勢：「阿嬤，這上課是我特別申請的，你一定要去喔。」

每回與家屬及診間護理師一搭一唱演雙簧，常會惹得一旁跟診學習的實習醫師大讚我們默契十足，演技好。

參考資源：

台灣失智症協會瑞智學堂http：//www.tada2002.org.tw/

普洛邦物理治療所www.probrain.com.tw

當我最愛的人失智，我會邀請他，勸誘他，哄騙他，拐帶他，想方設法讓他去參加腦力補習班。

在那裡動動腦，大聲唱歌，延展肌肉筋骨，不但能延緩退化，促進腦力，還能讓心情愉快，彼此都更健康。

了解失智者的生命故事

了解失智者的生命故事，不但可以提供聊天的話題，更能改善彼此的溝通。

每個人都有自己的故事

即使是生病了，我們還是希望被當成一個人來對待，而非只是當成一個病來對待。

身為醫師，我需要去診斷並了解病患的疾病，但若是要長期照護的個案，就需要更深入地去了解他的生命，因為，人是由故事來組成，而非由病症來組成。

暢銷書《被討厭的勇氣》的作者岸見一郎，同時也是個失智症的家屬照顧者。他將過去照顧失智父親的經驗，寫成《面對父母老去的勇氣》一書。

其中一段描述：「我希望到家中協助居家照護的護理師們，也能了解我父親的過去……但我知道的父親並不是……他們只知道現在的父親……」這或許也是許多失智症親友的心聲。

岸見一郎先生又說：「我熱切希望護理師能夠認識父親以前的歷史，就像是照片往往只能拍下瞬間，無法留下影中人完整的模樣。但如果是影片，就算看到對方偶爾露出奇怪的表情，也能明白對方並非總是如此。」

如果過去不曾在生命中相遇，如今初次在某處見面，我所認識的，可能就只是此時此刻的失智者。

如果說，失智者的故事如同一部小說改編的續集電影，你要如何協助沒看過上集的觀眾，迅速地進入下集的情境裡呢？你可能會說，請問是不是有「前情提要」呢？你會不會想，在進戲院前，先把上集故事的小說先看過一遍呢？

更有溫度的介紹

想像一下，倘若護送一個失智者前往養護機構，在交接給即將接手的照顧員時，我們如此報告著：「七十五歲，中度失智，有高血壓、糖尿病。平常拄枴杖，在攙扶下可移動。身上無管路。」

這段話聽來如何？完全是四平八穩的制式報告。

但如果多加幾句話，感覺又是如何呢？

「葉伯伯，七十五歲，中度失智，有高血壓、糖尿病。平常拄枴杖，在攙扶下可移動。身上無管路。南投人，過去務農，本來跟太太兩人同住，兩個月前太太突然中風，後來過世了，所以住到這裡。」

是否覺得葉伯伯的輪廓清晰多了？

不過，讓我試著再加幾句話：「葉伯伯，七十五歲，南投人。過去種青梅，還曾得過獎，鄰居常稱呼他『葉子伯』，平常喜歡下棋。本來跟太太兩人同住，感情很好，兩個月前太太突然中風，後來走了。兩個女兒都嫁到台北，所以安排他住到這裡。目前中度失智，還認得女兒，有高血壓、糖尿病。平常拄枴杖，在攙扶下可移動。身上無管路。」

是否覺得你好像有點認識葉伯伯了。

這就是故事的力量。

一個人的生命故事，要如何應用在照護上呢？我們以葉伯伯做例子。

拉近彼此關係

失智者受到疾病的影響，可能無法記得疏遠的家人，不常見的朋友，更何況是初次見面的看護或是工作人員，這種狀況將使得互動變得困難。

這時，可以巧妙應用生命故事，來促進彼此的交流，也比較容易與失智者建立關係。

舉例來說，我們可以試著說：「葉子伯，你好，我也住過南投，那裡空氣真的不錯。」

有「記憶點」的稱呼

當我們新加入一個團體時，需要向人自我介紹，好讓其他人能夠了解我們，而協助失智者介紹他自己時，就好像是你現在擔任活動的主持人一般，除了設法讓聽眾認識他，甚至引起聽眾對他的興趣。

相對的，也要讓被介紹的人，覺得你介紹得很好，讓他覺得被尊重，甚至聽了你的介紹詞而開心。

舉例來說，**可以向養護機構的住民，或照顧服務員介紹葉伯伯是「醃梅子專家」、「神農伯」等趣味又有記憶點的稱謂**。

不同的失智者或許會有不同的喜好。有些中、重度的失智者，只對自己的姓名有反應，此時直呼其名，並非是不尊重他。

也有些長輩僅對自己的小名、暱稱反應較好，我們也該順應他的需求，呼喚他「小葉」也沒關係。

但是，**有些過去擁有專業證照的長者，當他們被稱呼為老師、將軍時，也可以讓他們感覺到被尊重，甚至是有種光榮感。**

懷舊治療

一個適當的個人生命故事，最適合拿來成為懷舊治療的參考工具。從這裡，我們可以了解失智者過去可能的回憶和深藏在腦中的老故事。**在規劃活動，或是執行活動的過程中，就能夠應用這些生命故事來加以強化，或是給予適當的回饋。**

例如，邀請葉伯伯擔任活動成員時，就能說：「今天有個年輕人來種花種草，聽說您專長種東西，想請您幫忙指導一下。」甚至規劃一個活動，從如何種梅子，品嘗梅子，到喝梅汁體驗等。

從生命故事切入，改善溝通

知道失智者的生命故事，就可以提供聊天的話題，進而改善彼此的溝通。

舉例來說，**如果失智者說：「棋子，板子，找不到……」**熟悉葉伯伯生命故事的照顧者，知道他過去常在公園裡和鄰居下棋，後來則是在家中由太太陪伴下棋，打發時間。

照顧者就可以試著安撫：「葉伯伯，先吃晚飯，我去找棋子跟棋盤，待會陪你下下棋。」

在對話時，失智者對於說完一整句話已經有些困難，這時**生命故事成為我們的提示，可應用來幫助失智者說完一句話。**

如果葉伯伯說：「我要打電話給我的……台北……」雖然他無法說清楚對象，但如果你了解葉伯伯的故事，你就可以大膽假設地問他：「你說的是你的女兒嗎？」

倘若葉伯伯點頭，就還能進一步協助他釐清，你可以再問他：「哪一個女兒？老大？還是老二？」

蔡醫師暖心提醒

如果最終非得將失智者送進照護機構，那麼，除了花費心力，為失智者找尋最適合的照護機構外，還可以為失智者寫下屬於他的一份獨特的生命故事。

照護機構人員將能對失智者有更深刻的認識與了解。

「真正理解」失智者的狀況

失智者有時會出現各種的問題行為，而這些行為可能有著相關聯的誘發因素，例如環境太吵、被要求做不想做的事。但有時候卻難有個好的解釋，**或許只能在生命故事中，試著尋找一些深層的因素**，有可能是過去的回憶被突然的引發時，也可能出現問題行為。

舉例來說，葉伯伯的太太生前喜愛穿著橘色洋裝，恰巧今日有位其他住民的訪客穿著類似的打扮，可能會因此而產生行為問題。

葉伯伯說不定激動地想要與對方交談，但對方不明所以地拒絕，或者是回應不如葉伯伯的預期，就可能讓葉伯伯出現沮喪的情緒，接著不肯進餐。

如果我們不知道葉伯伯如此細節的生命故事，就無法想像為什麼會在此時此刻出現這個狀況。

融入照顧失智者的計畫裡

有些人都有些日常的生活習慣，不論是每天早晨散步、運動、看報紙，或是每天下午喝茶、嗑瓜子，還是臨睡前禱告。我們倘若得知這些生命故事中的習慣行為，也能將這些習慣整合入失智照顧的計畫中。

如果一個人喜歡在早上的時間，打開收音機聽股票，或是邊讀報紙，邊吃早餐，就算他（她）已經無法操作股票，甚至也無法理解報紙的內容，還是能夠從單純的打開收音機，拿著報紙翻來翻去，得到每日生活的規律與安定感。**情緒與認知穩定開始這一天，對於漫長的照顧旅程來說，是個好的開始。**

舉例來說，如果葉伯伯的習慣是去果園裡巡視，或許我們該讓他每天巡視盆栽來替代。

這時，如果我請求你，幫忙陪伴一下葉伯伯，你可以怎麼跟他開口聊天呢？會不會想跟他聊聊如何醃梅子？問問他要不要一起來下盤棋？我想你一定不會隨意開口問他說，太太去了哪裡。**友善且尊重，這是一個良好照護所追求的精神。**

當送失智者進入照護機構……

有許多失智者的親友，對於將失智者送往安養護機構，抱持著一種悲觀及負面的態度，連帶的，也影響到失智者本身的觀感，許多長者也認為移居機構，就是被遺棄或者被放棄。

一方面已無力或無法親自照顧失智者，另一方面，卻又深信機構式的照顧違反人性。如此矛盾思維，在角尖裡鑽來鑽去，尋不到出口，**形成了巨大的罪惡感怪**

獸，吞噬已經心力交瘁的家屬，釀成弒親後自殺的悲劇。

在這裡，我要提出一個呼籲，即使因故須將失智者送往安養護機構居住，也仍然可以盡力地提升失智者的照護品質，除了花費心力與金錢，選擇較好的合法機構外，**還有一件毋須花大錢，只要有心就能做的事，就是為失智者撰寫一份生命故事書**。

讓其他人也能認識失智者，來做失智者的朋友，並讓**失智者的生命記憶被寫下，被記住，被想念**。

為失智者做一本「生命故事書」

在失智者的照顧過程中，有時候知道兒童、青少年時期的事情，比知道失智者晚年的事情更加容易應用。

從上個章節，我們可以知道，了解一個人的生命故事，能夠促進失智者與他人的關係。照顧者不但能從中汲取照護靈感，也能讓失智者受到尊嚴地對待，提升照護品質。

但是前提是要能讓「照顧者們」盡可能地了解失智者的生命故事，而**家屬、親友能幫忙的，就是製作這一本「生命故事書」**。

雖然我已經在上面的章節裡，描述了簡單的報告示範，但生命故事書的範圍其實包涵得更廣，**可以依照時間順序，從幼年期整理到老年期，也可以重點式地將對失智者有重要意義的生命故事，收集、歸納、整理。**

下面就舉例來說明每個時期的重點。有需要的朋友，可以仿照這個方式來撰寫失智者的生命故事。

兒童青少年時期

失智者受到疾病的影響，雖然對新的事物的記憶和學習能力受到損害，但仍能想起過去的事物，有些失智者更是常常講起在幼年的人事物，彷彿活在久遠之前的時空中。

因此，在失智者的照顧過程中，有時候知道兒童、青少年時期的事情，比知道失智者晚年的事情更加容易應用。但是**這些資訊因為年代久遠，更需要家屬或親友來協助整理並回憶**，好讓照顧者盡可能知道在這段重要時間發生的事情。

・出生的時間和地點

可以多寫一些細節或特點。何時出生，是否有特殊的記憶點？例如是在嘉義大地震時出生，或是某年冬天出生，據說那天很冷，媽媽辛苦才熬過生產過程，或是是家中的第一個女孩，從小就是備受寵愛，甚至是在船上出生等。

・父母和祖父母

失智者常常會提及自己的父母或祖父母，即便他們早已不在世。他們怎麼稱呼父母，或是父母怎麼呼喚他的小名，父母親是否有特殊的職業、事蹟。例如：媽媽以前在市場賣菜，失智者從小就在市場幫忙。爸爸以前當過船長，在村裡很風光，但是時常不在家……

・兄弟和姊妹

僅次於父母，失智者也常常會憶起自己的手足，尤其是多談論到幼年的往事。有多少手足？哪位與失智者感情較親密？是否有什麼難以忘懷的回憶？例如：每到年節便和兄長一同放鞭炮，或是當年與弟弟一起逃難來台灣等。

・學校

有些失智者會反覆感嘆自己沒讀過書。有受過教育的失智者，常常會提起小學時代的故事。例如：以前老師都講日文，或是老師對我很好，總是關心我有沒有吃飯。以前最好的科目是哪一項？是否有得過獎？

由於日照中心或是瑞智學堂常以「教室」的方式來帶領活動，所以了解這些課堂的故事，或許有助於應用到現在的照顧計畫中。

・**寵物**

許多人都是在幼年時期開始飼育寵物。失智者人生中的第一隻寵物是什麼？近來飼養的寵物是什麼？寵物的名字？是否有與寵物共同進行活動的習慣？例如喜愛在傍晚時遛狗，或是喜愛看著魚兒在魚缸中優游等。

也有些失智者非常害怕某些動物，可能跟過去所受到的創傷經驗相關，例如曾被狗咬傷等。

近年來關於讓寵物親近銀髮長輩或是失智者，藉以撫慰心靈，促進活動力的輔助療法受到注目。了解失智者對寵物的好惡，有助於規劃此類的活動。

青壯年期

・**學歷**

有些失智者對於自己的學歷感到光榮，總是津津樂道。

如果失智者是位碩士或博士，當我們知道他的榮耀，並且給予尊敬的稱呼，多半能使失智者感到開心，且變得容易親近。

・工作

工作幾乎占了人一生中多數的黃金歲月。失智者是工程師？還是軍人？又或是老師？或是家庭主婦？每個人的工作反映出他的經歷、興趣，甚至是大時代的背景，更可以提供給醫療團隊，作為失智者功能評估的一個參考資料。

工作的內容也可以窺探出他的專長與習慣，有助於照顧者應用在照顧方式或活動的設計上。

・婚禮

對於已婚的失智者來說，婚禮也是重要的人生紀念之一。婚禮是否有些細節上的趣事？是否有特殊的慶祝儀式，尤其是為了結婚所拍的婚紗照，或是婚禮時宴客的合照，可說是多數人會特別保留的物品，而且容易從親友手中收集到，這是生命故事中容易取得與應用的素材。

・伴侶

跟另一半怎麼認識的？配偶的職業？對方的家庭？感情如何？是否有什麼特殊的事件？例如其實一開始，他原本是陪堂弟去相親，但有時緣分就是這麼奇妙。

・房子

剛出社會時，是租在小小的公寓？還是住在公司宿舍裡？結婚時，搬到兩人新居的興奮，以及人生中第一次買下的房子所帶來的感動，甚至是繼承祖先所遺留的故居，那種懷念的心情。

失智者在時空錯置時，常會憶起過去居住的地方。**了解當時「老家」的位置、環境和特色，也有助於安撫這類「想回家」的失智者。**老房子的照片也剛好可以作為懷舊療法的素材。

・車子

人生中的第一輛腳踏車？成年後騎摩托車的神氣，或是駕駛汽車的新奇感？是否年輕時也風靡過重型機車？甚至是發生過車禍，所幸大難不死的經歷，還是約女友出遊卻遇到汽車拋錨的糗事？**在搭乘交通工具時，失智者有時會出現難以控制的躁動行為，談論這些生命故事或許能帶來安定他的力量。**

・孩子

對於有子女的失智者來說，這無疑是重要的生命事件。養育孩子的經驗串聯成人生中美好的一段回憶。隨著病程變化，停留在失智者腦海中的子女影像，可能是小時候或是未婚時期的樣貌，或許仍然擔心著孩子是否放學返家，或是否結婚成家。**了解這些生命中的在乎，更能貼近失智者的心理。**

老年時期

・退休

進入老年期的指標之一，就是從工作崗位上退休。退休時是否有歡送的活動？同事們送了什麼禮物等？

・興趣

平日對什麼事情仍保持興趣？插花？登山？打球？有沒有什麼值得紀念的事情？例如，參加聯誼球賽得獎，或是搭船出海釣到大魚？參加花藝展演會留下的美麗照片，登山時所拍下的明媚風光，甚至是登百岳的證書等。

講到這些有趣的事，總是能引起失智者的迴響。

・**團體**

退休後是否有參加什麼團體？例如退休聯誼會、球友會、各式社團，或是長青團契等等。在團體中有什麼趣味，或是喜愛的人事物？

・**健康**

除了失智症之外，他的健康情形如何？是否有哪些地方慢性疼痛？或是曾經接受過手術，還是曾有過住院的經歷？**這些也可能是失智者對於接受醫療措施，或是無法配合就醫的背景因素**。

各時期均通用的原則

不管是哪個時期，都要試著詢問那些能讓失智者覺得快樂或者是悲傷的關鍵事物。試著尋找有意義的事情，或是有記憶點的事物。

・**慣用語**

對於人事時地物，失智者是否有慣用的稱呼？或是對話上的口頭禪？**如果知道**

失智者習慣說「上廁所」，還是「洗手間」，對於日常生活的照顧，會有許多的幫助。

我們常說要「用他聽得懂的語言來跟他溝通」，這一點在失智照顧上屢試不爽。

明明指的是同一件事，但**若用失智者習慣的形容方式，獲得他理解的機率就會增加**，方言、鄉音的使用方式也有類似的效果。

即便是失智者國、台語都會，但是當失智者慣用台語來說話時，我建議要使用他熟悉的語言，溝通效率才會更好。

・食物

長輩常說吃飯皇帝大，又說民以食為天。了解失智者對於飲食的喜好，對於協助製備食物的工作人員是個重要的資訊。

蔡醫師暖心提醒

有時候，在照顧失智者時，若遇到難以溝通或處理的困難，並不是因為失智者的症狀惡化，而是因為碰到失智者的性格，或者失智者在乎、重視的某一點，我們並不理解。

透過製作失智者的「生命故事書」，或許可以避免這樣的困境。

應用失智者對於食物的喜好來提高他們參與日間活動的動機，甚至是作為復健治療後的鼓勵品，都是很好用的小技巧，當然還得考慮相對應的健康情況，如糖尿病、高血壓等。

・音樂

音樂能撫慰人心，更能喚起回憶。失智者是否喜歡某位歌手的樂曲？還是喜愛某種風格的音樂？甚至失智長輩是否會彈奏某種樂器？**這些都能應用在音樂療法或是日常生活中，**讓失智者放鬆情緒，享受樂趣。

・嗜好

失智者有沒有什麼嗜好？例如喜愛下棋？或者是喜愛看劇？是否有收藏類的興趣？如集郵或是收藏錢幣？如果能加上收藏品的實體或照片，就能構成一個益智又歡樂的主題。

・人生觀

每個人都有自己的人生觀或價值觀。有些長輩認為家和萬事興，有些卻相信沒錢萬萬不能，甚至於面對生老病老，有人是淡然處之，有些人是害怕逃避。

・個性

有很多時候，照護失智者之所以遇到困難，不是因為症狀惡化，常常是碰到了失智者原本的性格。

能否描述失智者生病以前的人格特質？是樂觀？還是悲觀？是完美主義？還是緊張性格？罹患失智症之後有何改變？生病前失智者如何面對困境？**這些有助於照顧者了解相處困難背後的原因，進而形成有用的互動策略。**

每個人的人生都是一個獨一無二的故事，但不是每個人都有人為他寫下來。**當失智症帶走腦海中的片段記憶，唯有我們能用愛來填空。**

翻開相簿，打開電腦，或是拿起紙、筆，馬上就做做看吧。

新。

替失智者寫一份「愛護履歷表」

「愛護履歷表」的長度並無規定，但寫得多不如寫到重點，而且內容需要定期的更新。

建議可依照個別的狀況，規劃每個月或是每季更新一次。

我們每個人都希望能被尊嚴地對待

如果你知道他最近剛丟了工作，你會問他：「上班還好吧？薪水應該不錯吧？」嗎？

如果你知道他其實是男同志，你會問他：「為什麼還不交女朋友？」嗎？

如果你知道她在車禍中喪失了唯一的兒子，你會問她：「你兒子怎麼沒陪你一起來？」嗎？

如果你知道他的故鄉離此千里，或是因故難以回去，你會安慰他：「別擔心，好一點就能回家？」嗎？

我們每個人都希望能被尊嚴地對待，而失智者與其家屬，也盼望社會上的其他人能以友善的方式相待，於是我們常常提到同理心。

但所謂同理心，顧名思義，就是要能設身處地為對方著想，試著體會對方的感受，做出適當的回應。但如果對方根本不知道你的情況呢？可以想像，勢必會妨礙了同理心的產生，也更容易因為資訊的不足，而產生種種誤會。

就醫可不是去算命，硬要考考醫師，或是要醫護人員猜謎，這並不利於形成一個良好的照護。醫師更不是神，人的病況複雜度不一，並非看一眼，就什麼都知道。

「愛護履歷表」讓照護更加細膩

之前的章節提到，應用生命故事書的概念，可以使失智者的照護，充滿人性與個性，也能提供照顧者使用這些個人的素材，讓活動和照護更加細膩，但須在某些情境下，例如臨時需要住院就醫，或是遭遇大型災難，需要暫時安置到過去不曾待過的安養護機構，醫療照護或是緊急救護人員需要把握有限的時間，迅速地了解失智者的狀態，因此**從生命故事書衍生出一個簡易履歷的概念，國外稱之為「this is**

me」單張，我翻譯為「愛護履歷表」。

內容是簡化版的生命故事書，**「以身體被照護的需求」為主要核心來填寫，感性及個人故事部分比重較輕**，以方便專業人員閱讀。

建議家屬、親友平日應抽空準備這份「愛護履歷表」，定期予以更新。**一份放在失智者身邊，其餘幾份備用，也儲存在手機或是電腦等智慧裝置裡**，需要時，就能派上用場。

「愛護履歷表」這樣寫

姓名

包含真實全名，暱稱或是失智者喜歡被稱呼的名字。

住處

包含目前的居住地，這裡指的不只是地址，而是約略描述現在的住處，大約住了多久？以前住在哪裡？例如，現在住在桃園的公寓五樓，跟小兒子住在一起，大概五年了。之前跟太太兩人住在雲林等。

關鍵照顧者

指的是最了解失智者的人，可以是配偶、親戚、朋友，或是聘用的看護人員。除了寫明關係之外，**如果具有法律上的身分或特殊議題，也請一併描述，例如前妻、繼子，或是監護宣告的保護人身分**。

基本醫療資料

包括目前慢性疾病，最近使用的藥物，過去藥物的過敏史。如果有的話，也請**加上是否有特殊用藥需求**，例如：無法服用膠囊藥劑、給藥服藥需他人協助、靜脈抽血不易等。

疼痛反應

請描述失智者感到疼痛時，通常有何反應？例如：皺眉、哀叫、揮打照顧者……**當失智者出現疼痛反應時，通常都採取何種策略來減輕疼痛？**例如：服用止痛劑、熱敷、擦止痛藥膏、貼止痛貼布等。

溝通方式

請描述失智者平時都如何與他人溝通，口語表達？運用姿勢表達？以手指物？

他是否識字？筆談有用嗎？是否需講家鄉話？國語？台語？客語，或是原住民語？他如何表示自己痛、不舒服、口渴，或是飢餓。

視力、聽力

失智者是否聽力有障礙？**哪一邊耳朵比較聽得見？**需要助聽器才能溝通嗎？失智者是否有視力障礙？戴眼鏡或是放大字體有用嗎？運用觸覺，例如輕拍失智者，或是握著他的手，這些動作是否有所幫助呢？

行動移位

失智者是否能靠自己行動或是移位？他能上下樓梯嗎？還是需要人攙扶？需要枴杖協助？需要助行器協助？需要輪椅輔助？需要特殊座椅協助嗎？是否需要將腳步抬高，好讓失智者感到舒服？

進食、飲水

失智者是否需要協助才能進食或飲水？他能自己取用食物嗎？他會需要湯匙或其他特殊器具來協助進食嗎？他有假牙嗎？是否有吞嚥障礙？需要特殊製備食物的質地來幫助進食嗎？軟食？或是液體食？或是黏稠食？有沒有什麼特殊的食物喜

好？例如不吃什麼？素食者？或是因為信仰而有特殊的飲食需求？平日胃口如何？大約食量是多少？

夜間睡眠

平時睡眠的型態？白天是否會打瞌睡？入睡前的習慣是什麼？需要鋪墊特殊的被具或枕頭嗎？是否需要側睡或其他特殊的姿勢來防止嗆咳或協助照護？夜間是否會起來上廁所？晚上自行如廁是否有困難？

日常照護

平時被照護的習慣是什麼？例如使用浴缸？或是習慣淋浴？在每日洗澡時，是否需要協助？需要何種程度的協助？需人協助準備沐浴用品？需人協助清潔身體？需人協助換穿衣物？偏愛由男性或是女性照顧者來協助？**細節甚至可包含慣用的沐浴用品、刮鬍方式、刷牙方式、假牙何時配戴等。**

焦慮、擔心

任何可能會引起失智者情緒低落的事件，或是任何能引發焦慮的身體感受。例如提到金錢、家庭問題、配偶關係、失能、疼痛、便祕、口渴、飢餓。

提醒事項

任何可能協助照護的參考資訊。例如失智者從未開過刀，這是第一次住院。

喜好和厭惡的事

失智者特別喜愛或厭惡的事。例如喜愛幼兒，喜愛吃甜食。討厭穿深色衣服的人。

信仰或靈性需求

任何與靈性或信仰有關的特殊需求。

種族

例如原住民身分。

蔡醫師暖心提醒

大多數的失智症患者家屬，在面對醫師詢問失智者的狀況時，常常是想到哪裡，就講到哪裡，缺乏系統又完整的描述。

但若能為失智者寫一份「愛護履歷表」，不但能提醒我們照護的重點，也能讓我們時時思考，什麼對失智者來說是最重要的。

安全需求

例如需床欄防止跌落，甚至是需棒球手套或約束帶來控制混亂行為。

安撫方式

當失智者生氣或是不開心時，是否有哪些事物可以協助安撫？例如：輕聲安慰、播放音樂、觀看電視。找人坐在身旁陪伴、聊天，是否有幫助？還是暫時讓失智者安靜隔離比較好？這種情況要聯絡誰來提供援助比較好呢？在哪個時段聯絡哪位比較方便呢？

重要人物

對失智者來說重要的人事物，包括婚姻狀態、子女、孫子女、朋友、寵物、紀念物，或是任何在信仰或是文化上需要注意的事。

我的生涯

包括出生地、教育相關資訊、工作、旅行等。

習慣、興趣

過去和現在的興趣，例如閱讀、聽音樂、看影片、聽廣播、手工藝等。請描述失智者需要何種程度的協助，才能進行上述的興趣。

落實「以人的尊嚴」為中心的照護模式

「愛護履歷表」的長度並無規定，但寫得多不如寫到重點，而且內容需要定期的更新。建議可依照個別的狀況，規劃每個月或是每季更新一次。

特別是在失智者經歷較重大的疾病，或是失能程度改變之後，就需要進行一次立即的更新。

透過這個履歷表更新的過程，提醒了我們需要照護的重點，學習接受失智者的病程變化，也重新灌注對他的愛與關懷，**思考並審視，什麼對他來說是最重要的，**什麼方式能協助醫療團隊照顧他。

一張張薄薄的紙，卻滿載照護的心意。

現今，將愛護履歷表應用在醫療現場的觀念，在台灣還不是很普及，可以說，不管是病友家屬或是醫療團隊，都還沒有此種習慣。

多數的失智者親友都是以口頭提示，而且是想到哪說到哪，缺乏系統性的整

理。但隨著台灣開始推動失智友善醫院，希望能將這種**「以人的尊嚴」為中心的照護模式**，逐漸推廣開來。

輯四

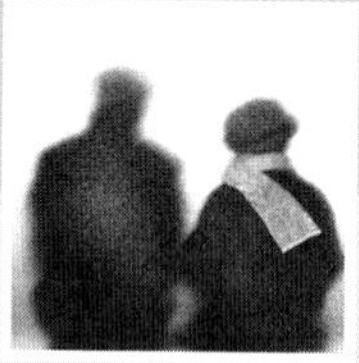

當那一天來臨

答應我，別送我去安養院

「你跟爸爸說了嗎？」

「這件事就是我想拜託醫師的。我……我還沒跟爸爸講，我不知道怎麼開口。能不能請醫生您先跟我父親說說看？」

我曾經收治一位超過百歲高齡的人瑞爺爺住院。人瑞爺爺原本與小兒子同住，兒子聘請了一名看護照料他的起居。

但隨著時間過去，爺爺的身體功能逐漸退步，重聽也讓他與外界的溝通變少，加上出現了輕度失智合併夜間混亂的症狀，看護受不了如此沉重的負荷，因而求去。

在住院治療後，爺爺夜間混亂的情況改善了，但爺爺的日常生活實在需要完全協助。

於是，我邀請爺爺的兒子，針對出院後的安排，進行討論。

家屬請醫師幫忙

爺爺的小兒子，有點傷感地說：「醫生，我已經照顧爸爸幾十年了。我的哥哥們的身體比爸爸還差，大哥更是幾年前就先過世了。最近幾年，我自己的身體也不好，哎，畢竟我也七十歲了。」

「你照顧爸爸這麼久，真的辛苦了……我上回請社工師提供附近安養機構的資料，你都去看過了嗎？目前有什麼想法？還有什麼我們能幫忙的地方？」

「我聯絡並且參觀了三家長照機構，有兩家有位置。我傾向送爸爸去其中一家。」

「你跟爸爸說了嗎？」

「這件事就是我想拜託醫生的。我……我還沒跟爸爸講，我不知道怎麼開口。能不能請醫生您先跟我父親說說看？」

「我了解了，我會找個機會，跟爺爺先預告一下。」

雖然我答應了家屬，但其實我也沒把握。

在我跟人瑞爺爺提及後，他會有什麼反應，是氣急敗壞？堅持不肯去？還是悲傷、沮喪？

爺爺出乎意料之外的反應

我帶著住院醫師、實習醫師、護理師，以及一顆忐忑的心去查房。

我拉張椅子，在爺爺的身旁坐下來，開口跟爺爺討論「出院計畫」。

當我娓娓說出，為了能讓爺爺得到更好的照護，會協助安排出院後，移居到另一個有照護人員可以照顧他的地方時，人瑞爺爺的反應，出乎意料之外的平靜。

彷彿在替我們緩頰似的，爺爺說：「這一定不容易安排吧？醫生，那就拜託你了，請幫我兒子找一個能讓我去住的地方。」

世上最難信守的承諾

再說個不一樣的故事。以《鐵達尼號》主題曲舉世知名的歌壇巨星席琳狄翁，嫁給年長她二十多歲的丈夫雷尼，但丈夫罹患癌症，接受過抗癌治療，多年後仍因癌症復發而病逝。

根據新聞報導，雷尼的心願是「在摯愛的妻子懷中闔眼」。席琳狄翁當時已經是超級巨星，本應該是巡迴世界各地表演，她卻選擇與拉斯維加斯的大酒店簽約。在美國，這通常是演藝生涯已非巔峰的明星才這麼做，因而引起了大眾的關注。

席琳狄翁在多年後接受採訪表示，自己深愛丈夫，為了能照顧罹患癌症的先生，同時養育兒女，又要能繼續演藝事業來賺錢，於是選擇在拉斯維加斯定點駐唱，避免長程巡演。

由此可以看出，要能兼顧事業，同時還能照顧生病的家人，需要一番功夫規劃。通常需要規劃的包括遷移居所，改變工作型態，搭配合適的照護資源，再和醫師或相關醫療人員密切合作。

我曾經在網路上看過很熱門傳閱的一篇報導，標題是〈答應我，別送我去安養院〉，副標題是〈世上最難信守的承諾〉。文章中陳述罹患失智症或是逐漸老化的人，恐懼自己會在失能後，被送至長期照護機構，於是對配偶或是家人說出這個要求。

每個人的回答都不一樣。

當照顧者堅守不離不棄

有些人堅持答應，認為「結婚誓言說過，

蔡醫師暖心提醒

要不要到安養院，對失智者或照顧者來說，都不是一個簡單的決定。

我理想中，是否要到安養護機構居住，應該是要隨著照顧者與被照顧者實際的變化，考量主客觀因素後，再做決定。每個人的抉擇都可能不同。

無論富貴或貧窮，無論生病或健康，都要相守不離不棄」。而且多數的病人本身或是家屬都認為，如果移居到安養院去，會加速病情惡化，讓人退步得更快。

但給承諾的人，有時並不清楚他們自己許下了什麼樣的諾言，也並沒有認真想過照顧這條路，到底是怎麼一回事，又或者是把這事情想得簡化了些、太理想了些。

事實上，**親自照顧失智者或失能者，不但有財務金錢上的負擔，也會影響照顧者的生活品質，更是會帶來身體上的疲倦與病痛**。

想想看，如果你要照顧一個比自己體重多二十公斤的人，必須扶著他去上廁所，或是抱上床睡覺，那是怎麼樣的情形。

過去的研究顯示，失智者的照顧者罹患睡眠障礙、憂鬱症等身心疾病的機率遠比一般人高，但把所愛的人留在家中照顧的強烈心願，往往讓他們如同蠟燭，燃燒自己，直到成灰。

當照顧著無法給予承諾

也有些人從來不給承諾，可能是明白自己無法做出這種承諾，也可能是聽聞長輩或是需要被照顧者以威嚇的方式，說：「以後如果送我去安養院，房子就不給你繼承。」或是以死相脅，表示倘若不如己願，就要自殺。

當對未來的恐懼已化成情感勒索，就好像脖子上以繩索相繫的兩個人一樣，雙方都很痛苦，彼此間的關係必然產生實質的裂痕。

也有些人中肯地回應，例如：「媽媽，我知道你想留在家裡，我們會盡一切努力，設法讓你留在家裡，但是，事情變化有時候很難如預期。如果哪天無法在家裡照顧你了，我會想辦法找個適合的機構來照顧你。」

但也不是每個人都會堅持留在家裡。**過去研究發現，許多有過照顧失智者經驗的人，都表達倘若自己也罹患了失智症，希望家人送他到安養院去。**

或許是因為曾經歷過照護的歷程，知道其中的辛苦，不捨得親人、子女承受如此重擔，也或許是因為了解失智症的症狀，知道其中有些許風險，不希望自己或家人受傷。

他們可能會說：「如果我得了阿茲海默氏症，我希望你送我去安養院。」或是：「如果能留在家裡當然好。但是，我如果會傷害到其他人，或者是我待在家裡不安全，那我願意去住安養院。」

長期照護，不只是靠「愛」就能達成

長期照護，並非是憑藉熱情或愛情，就能簡單成就。

要能讓失智者留在家中照護，需要許多的配套措施。從居家環境的改善，輔具的購置，外籍看護的訓練，各種社區資源的了解，甚至為此改變原本的工作或生活方式，種種環節，組合成緊密的網絡，包圍並支持著失智者及其照顧者。

席琳狄翁的故事，不只是個愛情故事，也讓我們看見一個中長期照護，可能需要面對的問題。

一個品質良好的照護旅程，需要愛情與麵包。愛情無法強求，但是麵包要怎麼做？要買哪一種？要去哪裡買？就值得好好評估、考慮了。

我理想中，是否要到安養護機構居住，應該是要隨著照顧者與被照顧者實際的變化，考量主客觀因素後，再做決定。每個人的抉擇都可能不同。

向一個人承諾，不送他到安養護機構。除了心疼與不捨，還需要多少的愛與體力、心力、耐力，和財力？即便上述種種都具備，或許還需要向神禱告一點，比對方活得長久的運氣。

向一個人提出，送自己到安養護機構，除了理性與智慧，也可能是自在、自主性的追求，更有可能的，是對照護者辛勞的不捨，這又需要多少的理解與體諒，多少孤寂的忍耐。

深藏在這之中，又是如何深切的愛。

如果是我最愛的人失智，我會尊重他仍健康時，對這些狀況的想法與意志，來決定照顧的方式與地點。

如果我的親人向我提出，希望能一直留在居家中照顧。我會說，在我生命與能力範圍所及，我願意依照你的心願，陪伴你走到那一天，但是如果我的能力或是運氣或恩典不夠，那麼我會設法讓你接受他人適當的照護。沒有欺騙，心更安定。

如果是我，我會說：「親愛的，答應我，若時刻到來，請送我到照顧機構去。」

一個人倘若失智，如何安老？

警方調閱銀行監視器錄影帶才發現，奶奶真的有去銀行領錢，但身邊卻多出兩位不知名的人士，自稱是她的遠房親戚。

他們已經多次陪同奶奶去提款，每次都是十數萬元不等，但是奶奶身上卻沒找到所領出的金錢。

被五花大綁的奶奶

頭髮花白的老奶奶被五花大綁在輪椅上，推入我的門診。身旁陪著兩名女士，一邊推著輪椅，一邊左躲右閃老奶奶的繡花拳攻勢，但早已是氣喘吁吁，滿頭是汗。

「這是怎麼一回事？」我問。

這場面可不是虐待老人。喘了口氣，向我報告事情來龍去脈的是負責處理此事的社工。

奶奶總是懷疑別人偷走她的物品

卿貞奶奶二十年前退休後，原本跟著丈夫享受愜意的銀髮生活，無奈朱爺爺於幾年前因病過世了，兩人膝下無子嗣，奶奶亦無手足，獨留下她一人。

卿貞奶奶思想進步且開明，她認為今後的老年生活可能需人照護，認為獨居不是辦法，幸好老伴過世後遺留了可觀的財產，應該夠她用來照顧自己。於是奶奶選定了一家養老院，和對方簽訂了合約，便搬了進去。

剛開始的頭幾年，一切都滿順利的，奶奶和養老院的同仁相處愉快，日常生活也因為受到照顧而平穩安定。

但漸漸地，奶奶老化的情形愈來愈明顯，走路容易跌倒，起身需人協助，連穿衣、洗澡都需要人幫忙。

經過討論，奶奶希望能留在原本熟悉的養老院繼續居住，於是她自費聘請了一名外籍看護二十四小時照顧自己。

平靜的日子似乎又繼續了下去，直到近兩年，奶奶的記憶力開始出現明顯的退化，弄不清楚方向，常搞不清白天黑夜。

最令照顧人員困擾的是，卿貞奶奶整天都在找東西，總是懷疑別人偷走她的物品，變得焦躁且多疑。

被強制帶來就醫

奶奶過去都是按月到銀行提領要付給看護的費用，最近幾個月卻都沒付款。看護向奶奶反映，奶奶大怒說她明明就有去領錢，應該已經付了，還堅持是看護偷走了錢卻說她沒付，竟打電話報警。

警方調閱銀行監視器錄影帶才發現，奶奶真的有去銀行領錢，但身邊卻多出兩個不知名的人士，自稱是她的遠房親戚。他們已經多次陪同奶奶去提款，每次都是十數萬元不等，但是奶奶身上卻沒找到所領出的金錢。

養老院人員擔心奶奶遭到詐騙集團鎖定，苦口婆心地勸告，但奶奶失智症狀嚴重，不但不領情，甚至認為養老院人員想要害死她。

這幾天情況愈演愈烈，奶奶已經好幾夜沒睡，進食量也很少，期間不停出手攻擊照顧人員，反而搞得自己全身都是傷。

看護終日被打又領不到薪水，堅決表示不做了。養老院人員只要靠近奶奶，她便激動大叫，揮舞著雨傘，不讓人靠近。

眼看再這樣下去，奶奶身體必定垮下，所以養老院趕緊通報社工，於是卿貞奶奶就被強制帶來就醫。

了解了這個狀況後，我決定**先讓卿貞奶奶住院治療，一方面治療她的失智症合併精神症狀，同時也請社工繼續協助，研究如何解決後續的照顧問題。**

有錢，還是不能安老

卿貞奶奶的故事，讓我有些體悟。人類的壽命，在醫學、科學的進步下，不停地延長，但終究不是無限的。

人們常常做了很多努力，想去控制自己的人生，但卻忘了生命的終點，並非我們所能掌控，甚至也無法預期，有些人會先離開，有些人會暫時被留下。但可以這麼說，**人到老後，總會有那麼一段時間，其實只剩下一個人**。

我想卿貞奶奶對於自己老後沒有子女與親友照顧，心理上已經有所準備。幸運的是，她擁有足夠的積蓄。但這個故事最大的提醒是，沒想到，有錢還是不能安老。

人老了，沒有錢，要安養天年確實很困難，但有錢，也的確不一定真的能安養天年；因為，**一旦失去了對錢的管理或控制能力，又沒有事先做好安排，這些財富想要用來照顧自己到終老，還真的需要一點運氣！**

成立單純的「金錢信託」

假若，卿貞奶奶在當初神智清晰、意識自主，但在入住這家養老院一陣子之後，發現此處不論在設備上或照護人員都令她感到適宜且滿意，此時**卿貞奶奶在精神狀況尚佳、意識能力自主的時候，就可以未雨綢繆先到銀行信託部，由她一個人很簡單地成立單純的「金錢信託」**。

透過有經驗又有信用（當然現行的法令規範已要求相當嚴格）的銀行擔任受託人來管理她名下的現金，並事先預設好各種信託給付條件。除了可以免去舟車勞頓到銀行提領現金（其實存摺、印章保管不易，忘記密碼也是常有的事），又可以防止有心人士覬覦詐騙或侵占、挪用這筆卿貞奶奶用來安身立命、頤養天年的財富。

信託帳戶的給付條件因人而異，除了固定的零用花費、生活開銷外，常見的給付項目諸如：

一、卿貞奶奶健康時，每個月固定轉帳支付**安養費用**，確保她可以得到安全的生活照顧。

二、或是當卿貞奶奶生病時，轉帳支付住院手術所需的**醫療費用**，確保她可以得到較完善的醫療照顧。

三、乃至當卿貞奶奶老化失智時，轉帳支付必要的**看護機構（外籍看護）費用**，確保她可以得到有品質的長期看護，這樣卿貞奶奶就能安心地留在原本熟悉的養老院繼續居住。

四、至於其他信託帳戶的給付條件，可能有：**代墊喪葬費用的返還**、**生前善行慈善捐贈或身後義舉遺澤世人等**，只要是卿貞奶奶想要做的事而所需花費的錢，都可以在信託契約內事先或屆時予以設定。

在一般情況下，會**建議卿貞奶奶找一位或幾位她可以信任的朋友**、**專業人士或受贈的慈善機構，來擔任信託監察人的職務**，監督並確保銀行（受託人）按照信託契約所約定的方式來照顧自己。

在必要的時候，信託監察人也可以適時地隨著實際需要來調整各項給付的額度，或當卿貞奶奶沒有得到養護機構妥適的照顧時，停止給付費用給這些養護機構，直到卿貞奶奶得到適切的照護或移轉至更適合的養護機構時，再開始繼續給付各項費用。

然而，**大部分的人很難（也很不願意）在身體尚且健康或智能尚屬正常的時候，就預先做好安排，總是要等到行動不便或意識不清時，才開始擔心並尋求適當的規劃。**

依照我國民法及老人福利法（註）的相關規定，因為卿貞奶奶目前罹患失智症的疾病，已經不是具有完全行為能力之人，所以是無法獨自一人就可以簽訂信託契約的。此時，卿貞奶奶必須連同政府相關單位指定的監護人（輔助人）一起走一趟銀行，才可以共同簽訂一份具有效力的信託契約。

由至親好友擔任監護人

當然，若非像卿貞奶奶一樣孤苦無依的長輩，一般長輩應該還有一些至親好友，此時他們或許有一人可以透過法院申請成為卿貞奶奶的監護人（輔助人），其他人則建議安排來擔任信託監察人一職。

這樣的安排，可以避免照顧長輩的監護人（輔助人）又同時管理長輩財產，可能發生侵占挪用等道德風險或被其他親屬猜忌懷疑的窘境，而擔任信託監察人的親友除了監督銀行，也可以關心長輩在監護人（輔助人）處或養護機構是否得到妥適的照顧。

身旁有至親好友的長輩，若能將財富交付信託管理，透過信託安排，在照顧好自己退休安養、醫療花費、長期看護等所有開銷之後，若仍有剩款，也可以透過簡單的遺囑及信託受益人的指定，讓子孫繼續享受這筆信託財產的餘蔭，按照長輩的意思，有次序地使用這筆財富。

子孫數代的基本生活花費、高等教育費用、醫療花費、退休安養、長看費用都得以照料，甚至是結婚基金、購屋頭款、創業準備金都可能獲得奧援。

參考資源：台灣理財規劃產業發展促進會www.cfp-tfpa.org

當最愛的人失智，誰也沒有把握，到底是哪個人會先走到生命終點。如果幸運擁有能照顧所愛之人的財富積蓄，請記得諮詢相關單位，考慮是否進行財產信託。

附錄：訂定信託契約流程表

委託人是否具有完全行為能力？

是，單獨為之	否，監護人或輔助人共同為之

↓

選定信託監察人

是，單獨為之	專業人士	社福機構

↓

選定受託人

簽訂信託契約

↓

信託給付條件

生活費用	安養費用	醫療費用	看護費用	捐贈

↓

交付信託財產

↓

繼承人

生活費用	教育費用	醫療費用	結婚購屋	創業基金	退休安養	醫療長看

↓

無人繼承

還代墊喪葬費用	遺贈特定人士	遺贈社福機構，愛留人間

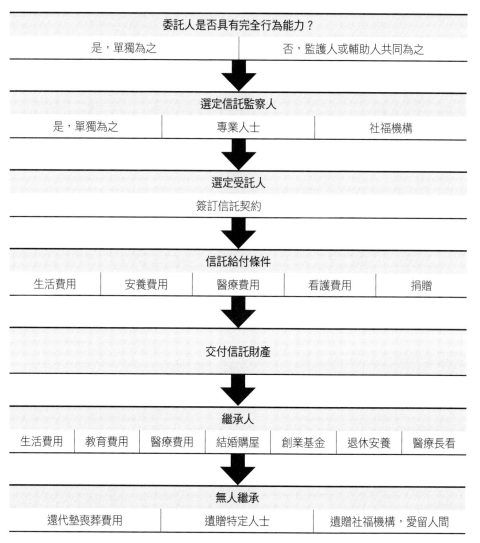

註：

民法第14條

對於因精神障礙或其他心智缺陷，致不能為意思表示或受意思表示，或不能辨識其意思表示之效果者，法院得因本人、配偶、四親等內之親屬、最近一年有同居事實之其他親屬、檢察官、主管機關或社會福利機構之聲請，為監護之宣告。

受監護之原因消滅時，法院應依前項聲請權人之聲請，撤銷其宣告。

法院對於監護之聲請，認為未達第一項之程度者，得依第十五條之一第一項規定，為輔助之宣告。

受監護之原因消滅，而仍有輔助之必要者，法院得依第十五條之一第一項規定，變更為輔助之宣告。

民法第15條

受監護宣告之人，無行為能力。

民法第15條之1

對於因精神障礙或其他心智缺陷，致其為意思表示或受意思表示，或辨識其意思表示效果之能力，顯有不足者，法院得因本人、配偶、四親等內之親屬、最近一年有同居事實之其他親屬、檢察官、主管機關或社會福利機構之聲請，為輔助之宣告。

受輔助之原因消滅時，法院應依前項聲請權人之聲請，撤銷其宣告。

受輔助宣告之人有受監護之必要者，法院得依第十四條第一項規定，變更為監護之宣告。

民法第15條之2

受輔助宣告之人為下列行為時，應經輔助人同意。但純獲法律上利益，或依其年齡及身分、日常生活所必需者，不在此限：

一、為獨資、合夥營業或為法人之負責人。

二、為消費借貸、消費寄託、保證、贈與或信託。

三、為訴訟行為。

四、為和解、調解、調處或簽訂仲裁契約。

五、為不動產、船舶、航空器、汽車或其他重要財產之處分、設定負擔、買賣、租賃或借貸。

六、為遺產分割、遺贈、拋棄繼承權或其他相關權利。

七、法院依前條聲請權人或輔助人之聲請，所指定之其他行為。

第七十八條至第八十三條規定，於未依前項規定得輔助人同意之情形，準用之。

第八十五條規定，於輔助人同意受輔助宣告之人為第一項第一款行為時，準用之。

第一項所列應經同意之行為，無損害受輔助宣告之人利益之虞，而輔助人仍不為同意時，受輔助宣告之人得逕行聲請法院許可後為之。

老人福利法第13條

老人有受監護或輔助宣告之必要時，直轄市、縣（市）主管機關得協助其向法院聲請。受監護或輔助宣告原因消滅時，直轄市、縣（市）主管機關得協助進行撤銷宣告之聲請。

有改定監護人或輔助人之必要時，直轄市、縣（市）主管機關應協助老人為相關之聲請。

前二項監護或輔助宣告確定前，主管機關為保護老人之身體及財產，得聲請法院為必要之處分，並提供其他與保障財產安全相關服務。

老人福利法第14條

為保護老人之財產安全，直轄市、縣（市）主管機關應鼓勵其將財產交付信託。

金融主管機關應鼓勵信託業者及金融業者辦理財產信託、提供商業型不動產逆向抵押貸款服務。

住宅主管機關應提供住宅租賃相關服務。

6大方向，選擇最合適的長照機構

有許多失智或失能者家屬會問，到底有沒有哪一家安養護中心是最好的呢？我的答案其實是，並沒有哪一家是絕對好的。我們的努力，是去尋找那最適合的。

有許多因素，會使得失智者及其家屬考慮入住安養或是長期照護機構來接受照護。

失智者個人意願

有些失智者在尚未罹病之前，曾表達個人意願，希望能在之後入住。

獨身或是獨居

有些失智者並無子女，或是雖有子女，但子女因為就業或其他因素，長期居住在國外，無法就近照顧失智者，也礙於在海外沒有健康保險，或是長期照護保險的因素，未能將失智者接到僑居地照護。

伴侶常常是失能者的主要照顧者，但失智者多為老年人，也就表示他們的配偶多半不年輕了。有些人單身沒有伴侶，也有些人伴侶已經亡故，或是因為生病體弱或是老化退化等其餘因素並未同住，或是無法勝任長期照護工作。

居家環境不適合照護

失智者受到疾病的影響，可能會有漫遊及走失的風險。有些失智者的居家受到環境的限制，不適宜作為失智者的長期照護地點。譬如空間狹小，無法讓失智者有足夠的漫遊空間，或是住家為公寓，不方便行走有困難的失智者出門就醫或活動。

家庭無法提供足夠的照護

家庭單元逐漸由過去的大家庭變化為現今的小家庭模式，子女人數變少，也就表示照護人力下降。失智者的家屬，都可能仍須工作賺錢，以維持家庭開銷，並無法提供足夠的時間和心力來照顧失智者。

以早發性失智者（或稱年輕發作型失智者）的家庭來舉例，失智者發病時，年紀約莫在四、五十歲左右，若已成家，推算子女年紀大約十來歲，多仍在學，配偶恐需一邊工作，一邊照顧孩子。

倘若失智者的症狀嚴重，無法到日間機構托顧，這些家屬將有困難負擔失智者的全日照顧。

另一個例子是家屬為夜間工作者，也可能會面臨困難處境。

失智症狀導致照顧困難

即使家中環境適合，也有人力可親自照顧，還是可能會因為失智者的症狀干擾嚴重，而出現照顧困難的情形。

舉例來說，失智者可能出現了被害妄想。妄想內容認定家人就是加害者，導致不願接受親友的照顧，甚至看到親人時反而激動不安。

過去我曾經照顧過有被下毒妄想困擾的失智長者，他堅信配偶所煮的食物有毒，出現不吃不喝的現象，結果嚴重脫水，且營養不良，因而送醫急救。

另一個常見的狀況，是**失智者出現日夜顛倒的症狀，或是睡眠週期紊亂的現**

象。

有些失智者白天坐著打瞌睡，傍晚後出現混亂行為，徹夜不眠，或是接連兩天不睡，接著再昏睡一整天。諸如此類，循環發生，導致家屬照顧者跟著作息混亂。

偶爾出現或許還能撐過去，但**失智是一種長期照護**，通常不久便出現身心耗竭，無法支撐。

家庭情感與關係問題

也曾見到少數失智個案，壯年時拋家棄子，或是嗜賭貪杯，也有的是家暴累犯，所以與配偶或是子女感情不睦，甚至對親友來說是一場夢魘，伴隨有精神情感上的創傷。

有些家屬顧念血緣之親，或是仍存道義之念，並**未選擇遺棄這些失智者**，仍願支出相當的費用來照顧他們，**但是在情感上不願親身照顧，或是有種種為難，不願居住在同一屋簷下**，此時，選擇長期照顧機構，便是可顧全的方式。

在歐美，有種職業，就是專門替病患及家屬媒介適合的安養護機構，有點類似房屋仲介的觀念。

仲介人賺取費用，而委託人則是節省尋找的心力和時間，並且藉助對方的專業，減少自己對於醫藥以及法規方面相關專業資訊的落差，以期能快速地找到適合的機構。

經過多年的觀察，我個人以為，**選擇安養院或是長期照顧機構，其實就和我們選衣服一樣**，有不少相通之處。

一、外表漂亮，看起來賞心悅目，幸福感倍增

就與逛街、挑衣服一般，許多人前往安養中心參觀時，首先映入眼簾的就是外觀是否漂亮、寬敞，這部分其實也是一個考慮的重點，因為多數人都喜歡美觀的設計，即使是失智者也會對此有好惡，甚至影響到失智者入住的意願。

而**較大的空間，除了讓失智者有足夠的活動範圍外，適當的個體距離，也對減少相互刺激，減少摩擦或攻擊有所幫助**。

罹患失智症終老的日本女作家佐野洋子曾在書中提及，晚年生活的樂趣之一，竟是鎮日貪看由顏值優異的美型男明星所主演的偶像劇。**或許人類對美好事物的迷戀，也有助於晚年失智失能生活的適應**。

二、機能優異，穿起來舒適服貼，身心暢快

不過，有些人挑衣服則是著重功能性。怕冷的人，就選擇防寒發熱衣。怕熱的

人，則喜歡透氣排汗衫。

部分安養機構提供有配套的復健療程，而針對身體活動功能，或是維持腦部認知功能，由專業的治療師定期評估安排，也有的機構具備有駐診醫師，方便住民追蹤、治療慢性疾病。

近來推動安寧緩和照護，也有長照機構內設了安寧緩和區，希望能達成長輩或失智者就地終老的想法，不在最後一哩路多受奔波往返醫院之苦。因此**依照失智者的個性，對各種照顧服務的需求，甚至是臨終安適的想望，來選擇符合的安養中心或是機構，也是很不錯的想法。**

我建議先到各個機構去參觀、了解，聆聽環境以及機能服務上的介紹，**也可和原本主治的醫師詢問相關的看法**。

如果失智者仍能表達意見，也試著適當探詢他的喜好或是心願。再綜合這些資訊，做出選擇。

三、內外兼具，價格肯定不便宜

俗話說一分錢一分貨，軟、硬體俱佳的養護中心，其收費也相對較高，就如同質料佳、設計也出眾的衣服一樣，但華服就穿一次，人生也只一回，值不值得，端看個人的價值觀。

其實我鼓勵大家在青、壯年時期，就該考慮老來的生活需求與型態，並積極地進行相關的理財與保險規劃，才不會在髮鬢斑白時，嗟嘆人到老年，愈活愈「下流」啊。

四、季節過渡，就要活用穿搭技巧

根據臨床觀察，當失智者僅有極輕度症狀時，大部分的家屬或失智者本身，多會傾向於留在原本的居家照護。

相對的，當失智者幾乎不認得人，失能情形也到了終日臥床狀態時，家屬之間，對於接受全日機構式照護，也比較沒有異議。

困難的地方在於，有時失智者的病程處於變動起伏的階段，可以說是介於一個中間地帶。例如已經需要

蔡醫師暖心提醒

身為失智者的照護者或是家人，常常需要不停地在做各種的「選擇」或是「醫療決定」。

我建議，當做選擇或決定時，除了多蒐集資訊及詢問相關的專業人士，不妨也回到失智者本身，想想看，什麼才是對失智者最好。

他人協助，但又非完全需要倚賴他人。

舉例來說，一個認知功能有輕度障礙的失智者，行動能力尚佳，日常生活功能有部分缺損時，建議他參與日照中心的活動，常會受到失智者的排斥與拒絕。

因為他到日照中心參觀時，發現其他失智者的狀況較為退化，常會**心生排斥**，**嘗試參與相關活動，老是抱怨活動內容太過簡單**。

這類的失智者，或許還未有「托老」的需求，且積極治療，仍有機會延緩退化的狀態，**我建議不妨安排認知刺激治療，再搭配其餘的日常活動**。

再換一個例子，一個認知功能顯著有障礙的失智者，平日已在日照中心參與活動，日常生活已需要他人協助，但行走能力仍佳，個人對入住安養護機構很抗拒。

在這種狀況下，倘若家屬因工作需要臨時出差時，**建議搭配日照中心所提供的「夜間臨時托顧」**。

就好像在換季的過程中，穿毛衣嫌太熱，穿風衣又似乎不足，氣溫上上下下，如同失智者的功能起落一般，不過，學會靈活地運用背心或是圍巾等配件，才能順利地度過這容易著涼傷風的過渡期，所以需要多多認識各種治療與照護方式。

本書也會針對台灣目前的治療與照顧方式加以介紹，好讓大家能了解它們的特點與差異。

五、沒有絕對的標準，只有適不適合

說了這麼多，可能還是有許多失智或失能者家屬會問，那麼到底有沒有哪一家安養護中心是最好的呢？**我的答案其實是，並沒有哪一家是絕對好的。我們的努力，是去尋找那最適合的。**

就像明星穿衣走紅毯一般，千萬珠寶可能招來負評，名家設計也不見得一定討好。獲得讚賞的，常常是那些穿著搭配得宜的，衣服與形象相襯，飾品與氣質相符，或是配色合乎季節主題。

舉例來說，選擇了環境寬闊、空氣清淨的郊區安養機構，卻有可能因為離原本的住家太遠，讓高齡的配偶不便探視，反而減少了親情的支持。

相對的，選擇了市區裡的小型安養機構，方便探視及送醫便利，但居住空間較小，住民彼此干擾變多，夜晚噪音擾人，導致睡眠品質不佳。

六、懂得穿著，風格隨轉

最上乘的服裝心法，其實是人穿衣服，而非衣服穿人，這應用在選擇安養護機構上來說，也是相通的。

倘若對失智者的狀態變化掌握得很好，又能夠對各級的機構所能提供的服務有相當的了解，就能依循失智者的需求及病情的變化，來考慮並彈性地安排適合的長期照護機構。

一個接受機構式照顧的失智者，並非就沒有日後接回家中照顧的可能。相對的，目前已經居住在某機構中穩定的失智者，也可能在日後因為各種因素，而需要進行機構的轉換。

身為失智的照護者或是親屬，難免於不停地在做各種的「選擇」或是「醫療決定」。**當覺得抉擇有點困難的時候，記得要多蒐集資訊，請教相關的專業工作者。最後，不妨將思考回到失智者身上，想想看，怎樣才是對他最妥善、合適的。**

當最愛的人失智，讓我們冷靜考慮，實地參訪提問，平衡優點、缺點，找出最適合的照護機構。

病人自主權利法——我願意

如果不能自己進食了……
如果不能控制大小便了……
如果我看到你，卻已經不記得你是誰……
如果看到鏡中的自己，卻已經不認得自己了……

「醫生，我有男朋友了。」說這句話的，是英南的妹妹，也是他的主要照顧者。

英南今年才五十多歲，但是外表看起來，卻比實際年齡蒼老許多。他罹患有早發型失智症，發病時才四十多歲，輾轉幾年，才確定診斷。當初陪同前來就醫的，就是年紀小他十多歲的妹妹。

「哇，你改變心意了。」我對英南的妹妹說。

我不想拖累他

猶記得兩年前，英南的妹妹才幽幽地說，母親中年左右就過世了，後來父親離家，不知去向，都是靠哥哥身兼父職，辛苦賺錢把自己養大。

哥哥生了病，她擔心無人照顧他，也擔心自己會跟哥哥一樣罹患相同的病症，所以已經抱定獨身主義，她決定以後的日子就是一邊工作賺錢，一邊照顧哥哥。

「嗯，其實認識兩年了，交往也快一年了。」英南的妹妹眉頭深鎖，憂慮全寫在臉上。

「怎麼聽起來不是很開心？有什麼擔心的事？跟照顧哥哥有關嗎？」想起某些病人家屬，常為了照顧罹病的親人，而與自己的伴侶吵架，我不免有些負面的猜想。

「嗯，我男友早知道哥哥得病的事。剛開始認識的時候，我就告訴他了。他人很好，都會幫忙照顧，也不會計較我必須賺錢來照顧哥哥的事。」

「這也挺難得的。」我說。

「大概一個月前，他跟我求婚。」

「醫生，你還記得，我之前說我不打算結婚吧。我故意讓他幫忙照顧我哥哥，跟我一起去聽演講，想讓他知道這個病的症狀，然後告訴他，我需要照顧哥哥。他說這沒問題。我說我擔心自己也可能得到一樣的病，沒想到，他還是說這也沒問題，還是想跟我結婚。」英南的妹妹遇到了不論如何，都願意跟她一起走下去的伴侶，但卻因而揪心焦慮。

「現在的情況，不是因為他不好，就是因為他太愛我了。但是，照顧哥哥讓我明白，倘若罹患失智症，後續我可能也會面臨到類似的情形。雖然醫生你常常安慰我，我已經做得很好，將來要是哪一天面臨哥哥生命終點的抉擇，鼓勵我要勇敢放手。**道理我懂，但是我心裡還是捨不得**。我擔心如果將來我得了失智症，我怕他捨不得，將來不肯放手，這樣會造成他的負擔……」英南的妹妹不願成為男友的負擔，雖然男友多次求婚，她卻一直拖延，不願答應。

「雖然有家族史，但是你目前還沒有任何症狀，也不一定就會跟哥哥一樣罹患失智症。」我試著中肯地回應。

「醫生，你說的我知道，但是我心裡就是沒辦法不這樣想。那天他突然打電話來，興奮地說新聞報導『病人自主權利法』已經通過，可以讓我不要那麼擔心以後的事。」

「那個是什麼？醫生，你能解釋給我聽嗎？」她懇切地說出心中的疑問。

預立醫療自主計畫

台灣已於二〇一六年三讀通過「病人自主權利法」，其中核心精神就是讓個人能預立醫療自主計畫。

什麼是「預立醫療自主計畫」呢？預立醫療自主計畫指的是，經過充分思考自己對生命終點的價值觀和信念，包括事先了解目前各種嚴重疾病的治療方式等，然後再根據自己的價值觀和信念，**選擇想要的和不想要的醫療照護方式，並且把自己的希望和選擇告訴身邊最親近的人，讓他們知道在不同情況下，你的選擇是什麼，也可以指定一個人來擔任自己的醫療委任代理人**，在已經無法為自己做決定時代表委託人，來代理決定或是執行委託人的意願。

「預立醫療自主計畫」的內容

第一項是「急救意願的表達」

指的是當面臨生命終點，或者是生命徵象消失時，針對要或不要接受氣管內管插管、體外心臟按壓術、急救藥物注射、心臟電擊、裝置人工呼吸器等一般標準的急救程序，或其他緊急救治行為的意願。

個人除了可以表達要接受或不要接受之外，也可以針對不同細項有不同的意願，例如不願接受心臟電擊，但希望接受急救藥物注射。

第二項是「維生醫療抉擇」

也就是當疾病到了末期階段，個人對於使用那些僅能維持生命徵象，但是無法治癒疾病，只能延長死亡過程的醫療措施的選擇。舉例來說，在疾病末期時，使用呼吸器，或是體外循環機器等。

第三項是「預立醫療委任代理人」

事先選擇一個代理人，當個人因為疾病嚴重，而無法表達自主的意願時，由代理人代為表達委託人的意願。

第四項是「預立醫囑」

在健康狀態或者是意識清楚且有行為能力的時候，經與醫師共同討論後，事先簽署的醫療處置意願。

主要是將來當疾病無法治癒，或是生命面臨終點時，倘若那時個人已經無法表達意願，可據以執行的原本意願的醫囑。醫囑內容並未限定在維生醫療的範圍。

如何預立「預立醫療自主計畫」

我和英南的妹妹試著先假設她日後會罹患失智症，來進行各種討論。

首先，要幫助一個人預立「預立醫療自主計畫」的第一步，就是先要協助他們能充分了解疾病相關的內容，治療以及預後，甚至是科學未來進展的可能性。接著要思考照顧方式、生活型態，以及死亡的議題。

因此**我建議英南的妹妹，先回家閱讀失智症相關的書籍，也鼓勵她報名與失智症相關的演講，上網搜尋並瀏覽一些國、內外失智者親身說法的影片**。

這是為了要增加她對於失智症的知識與體會，雖然她有照顧哥哥的經驗，但若是在自己身上發生，是否有些不同。

有時，我也反問她一些問題，這是為了確認她對於失智症的種種，是否有相當程度的理解。

接著，我建議她思考與生活品質相關的問題，包括她對於生活品質的重視程度。尿管、尿布、需人協助洗澡、需人餵食、對於插鼻胃管的想法等。

再進一步則是思考生死相關的議題，包括她自己對於「善終」的想像，對生命價值與長度的看法，是否有對於生命意義上的堅持。

就像英南的妹妹一樣，有些人可能因不想在病程晚期陷入延長死亡的狀態，過著痛苦、無尊嚴、無品質的生活，所以預先選擇了不接受某些醫療措施。

這種決定在罹患失智症的個人身上，有著比其他重大疾病更艱難的挑戰。**受到失智症疾病特質的影響，失智者預立的醫囑，卻可能會被病程退化後的自己所推翻**。

想像一下，可能在多年前預立下不要插管急救的意願，幾年後在失智的情況下，可能遺忘了當初的想法，而脫口說出：「救救我。」這也可能正是失智者當初所擔心的。

重點在於能否體會到，**尊重病人在病程惡化前所表達之醫療自主意願是最重要的**。

盡量讓家人參與討論

在醫療現場，還有個常見的難題，就是**家屬之間對於醫療處置的意見不同**，彼此爭論誰說的才真正靠近病人的本意，爭論不休。

更加困難處理的議題，則是**家屬不認同病人原本的意願，堅持繼續某些治療或介入**。

在病人失去為自己主張的能力之後，成為一個延長死亡的悲歌。要能減少上述種種的問題，讓「預立醫療自主計畫」能真正發揮功效，最重要的不是簽署的當下，而是在那之前的過程。

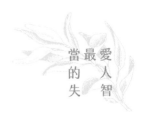

因此，**在形成預立醫療自主計畫之前，應盡量讓家人或是可能的被委任人參與這些討論**，可減少日後意見不合所引起的爭議，也才能增進照護與被照護者的生活品質。

英南的妹妹於是邀請了男友，以「配偶預備軍」的身分，一起來討論她的意願。

在這個過程中，他們逐步地討論可能發生的狀況，其實也**等於預演了將來該如何面對，並照顧逐漸退化的哥哥**。

如果不能自己進食了……

如果不能控制大小便了……

如果我看到你，卻已經不記得你是誰……

如果看到鏡中的自己，卻已經不認得自己了……

如果無法自己移位，終日臥床……

如果眼神對人都沒反應，連話也說不出……

如果變成這個樣子，希望能送我去……

如果哪天醫師說，以現在的醫療技術，只能……

百分之五十罹病的機率

討論的內容愈來愈困難，想像的情景也愈來愈深刻。英南的妹妹臉上的表情，卻愈來愈堅毅。

根據遺傳學的推測，英南的妹妹有百分之五十的機率，身上也帶著跟哥哥一樣的體顯性突變基因。

我重新說明了目前基因檢測的技術，已可確認她是否有此致病基因，也讓她明白，倘若證實此事，失智症狀可能會逐漸出現，但我們不曉得那個某天是哪一天。

因為她開始考慮婚姻的事，於是我也說明了目前胚胎檢測技術進步，倘若已確認點突變的基因，可透過產前檢查的技術，得知胚胎是否帶有相同的變異。說不定哪一天，終究會出現可以治癒這個疾病的方法。

英南的妹妹平靜地說，「我們有討論過，將來就算結婚，也不打算生育子女。」

有人說，百分之五十，就好像丟銅板一樣。

只有正、反兩面的錢幣，卻異常地沉重。

幸運的是，**那雙準備好要接住的手，寬大而溫暖。**

如果我最愛的人將來可能會失智，我願陪伴他，了解這一切。

倘若他決定要簽署預立醫療自主計畫，我願做他的見證人，尊重他的自主權，尊重他對生命價值以及生活品質的看法。

倘若我未先他而去，那麼我願守護這個誓約，陪伴並且依隨他的意願，直到終點。

善終成了難圓的心願——生命最後一哩路，誰來守護？

「我現在沒有什麼特別想求的了，只求他能好死。」
阿樸邊哭邊說，希望自己的父親早點死掉。

「醫生，我覺得自己這樣想真的很不對，不過，只要想到我爸這種狀況，什麼都不知道了，連自己也不認得，就會覺得他這樣是生不如死。我現在沒有什麼特別想求的了，只求他能好死。」

阿樸邊哭邊說，希望自己的父親早點死掉。

好死，英文直譯為Good death，但對失智者來說，卻談何容易。

老爸爸難圓的心願

雖然有好幾個兄弟姊妹，但是都不住在老家，唯有排行最小的阿樸住在附近，因此父親失智後，就由阿樸擔任老爸爸的主要照顧者。

幾年過去了，老爸爸的功能愈來愈退化，除了認不得子女、親友，年初開始，連自己都不認得了。

話說得愈來愈少，也幾乎無法下床走動。吞嚥功能變差，時常吃不完一碗稀飯。老是嗆到，演變成吸入性肺炎，多次進出醫院。而每回入院，對阿樸來說，就是一次掙扎。

老爸爸之前曾經表示，如果病重，不希望插任何管子。臨終時，希望在家裡離開。

但**爸爸只有口頭交代，未曾立下字據**。

這半年來，爸爸只要發燒，兄姊便要求立刻送醫，認為老爸爸得的又不是癌症，不願意讓爸爸接受緩和照護，反而強硬堅持要接受鼻胃管、尿管，甚至是氣管內管的治療。

雖然老爸爸在強力醫療介入過後，數值部分改善，勉強拔掉了氣管內管，但出了院，身體卻一日日變得更加虛弱。

最讓阿樸傷心的是，即使是雙眼半閉，老爸爸的雙手仍不停扯著剩餘的管路，

似乎很不開心這些東西在身上。

阿樸想說服兄姊們，讓爸爸接受安寧照護，卻總是被責備不孝，或是被質疑轉述的不是老爸爸自己的心願。

阿樸因此身心俱疲，說著說著總是在診間流淚。

台灣接受安寧療護的失智者其實並不多

台灣在多年推動末期安寧療護的努力之下，是死亡品質排名世界第六的國家。在亞洲各國中，更是排名第一的優等生。

所謂的**安寧療護，指的是針對罹患無法根治的疾病，而且已知壽命的患者，提供高品質，以及慈悲照護的一種照顧模式**。通常是以團隊方式提供專業醫療照護、疼痛處理，還有情緒與精神上的支持。

與一般的醫療不同的地方在於，**安寧療護是以照護為核心精神，而不是以治癒為重點**。因為這是針對無法治癒之疾病的「最後末期階段」提供支持與照護，為的就是使個人盡可能過得舒適、平靜，直至最終。

新進還有另外一個名詞，我們稱之為「緩和照護」（palliativecare），指的是把上述的觀念，應用於疾病歷程的更早期，因而應用範圍更廣。

緩和照護並沒有時間或病程進展上的限制，適用於嚴重疾病的任何一點，也可以提供積極的治療，且不限制治療的種類或方法。

醫學發展與醫療照護的技術，在過去的數十年間逐步進展，其成果顯現在人類的平均壽命上，以台灣女性為例，早已超過八十歲。

可想而知，其中必定包含了許多失智者。國外的死因研究中，失智症已成為先進國家老年人主要的死因之一。舉例來說，以二〇一六年的報告來看，阿茲海默氏症是美國全人口死因排行的第六位，六十五歲以上的老年人中，更是每三人就有一人死亡時伴隨有失智症的診斷。

在台灣，過去並未將失智症列入死因統計中，數字無法得知。但二〇一六年台北市政府的統計報告指出，血管性失智症為台北市女性死因之第十名。

令人難過的是，**失智症的病程緩慢且時間長。失智者的疾病旅程中，約略有百分之三十至四十是在重度以上的失智階段**。

由於失智症目前仍然被認為是一種無法治癒的疾病，**倘若病程進入極重度狀態，專家、學者或是曾經照顧過失智者的家屬均建議，應該讓失智者接受安寧緩和照護**。

台灣在二〇〇九年時，將安寧緩和療護從癌症疾病，擴展到八大非癌症疾病，其中之一，便是失智症。同時，**健保也將失智症納入安寧療護的給付範圍**。

雖然法律修改了，給付標準也修改了，但是接受安寧療護的失智者其實並不多。

有許多失智者與其家屬仍不知失智症也可以接受安寧療護，除此之外，**最大的問題，可能是出自於失智症的特點，與癌症或其他嚴重的疾病末期有許多不同之處，影響到他們接受安寧療護的比率**。原因如下：

知情同意

經過十數年的觀念推廣，現在民眾對於癌症安寧療護已經有了基本的概念，但在做決定之前，起始的步驟其實是告知。

一個人必須先明白自己罹患了什麼疾病，在適當的時機，思考是否於末期時接受安寧療護，但是有許多失智者並未被清楚告知得了失智症，也未真實理解目前失智症並無根治的方法，更不是每個失智者及其家屬都認識到失智症也會進入末期狀態，會出現行動困難，需臥床，吞嚥困難，無法自行進食，大小便失禁等症狀。

試想，你若不清楚自己罹患了何種疾病，又要如何能盡早表達自身意願呢？

因此我們仍需要大力宣導，讓大家了解失智症，不僅是了解早期的症狀，及時診斷，及早治療，也要介紹末期症狀，**讓每個人都有機會思考，如果是我得了失智症，在末期的時候，希望接受怎樣的照護**。

病程變化的差異大

失智症與癌症或其他嚴重疾病的病程並不相同。癌症病人通常在末期時，疼痛不適或是生命徵象會有明顯的變化與退化。相較於失智症，癌症病程相對清楚及容易預測。

雖然失智症也是以漸進性的功能退化為主要表現，但是其變化卻是緩慢且微小的，可以說是以年為單位，慢慢衰退到出現嚴重失能的症狀。

而且每種失智症的病程均不相同，可以從幾個月到十多年不等，有些失智者即使已進入到失智症的極重度時期，都還是可能再存活兩年至三年。

正因為每個失智者的病程高低起伏以及長短都不一樣，且失智症狀的干擾程度與死亡的關聯性較不緊密，造成難以判斷合適的時間點，因而延遲接受安寧照護的時間。

預測不易

常常有家屬向我詢問：「醫生，請問您覺得他還能活多久？」又或者是：「醫生，如果您評估他只能活半年的話，那麼，我們希望讓他舒服，不要痛苦。」

遇到這樣的問題，我每每都只能抱歉地回應：「說實在的，我也沒辦法估算得很清楚。這日子可長可短，很難說。一般平均病程約八到九年，但是每個人都不太一樣。」

病情預後是臨床決策以及是否使用安寧療護的重要參考指標之一。在美國，多是以預估存活時間六個月或更短的個案，建議接受安寧照護。這種建議是源自於癌症個案的研究。

但**事實是，將這種死亡危險的預測模式，應用於預測極重度以上失智者的存活，卻是準確度不佳**，即使是使用了專為失智者所發展的存活預測工具——重度失智進展工具（The Advanced Dementia Prognostic Tool, ADEPT），對極重度失智者六個月內死亡的預測敏感性（sensitivity）還是偏低（百分之二十七）。

由於台灣並未將失智症列入死因統計，限制了此方面的研究進展。希望將來能有本土的研究數據，提供給國內的醫療團隊，或是失智者的家屬參考，協助做出最能讓失智者舒適，以及提升終末生活品質的最適宜決定。

決策困難

失智症的特點就是會漸進式的退化，而且主要的症狀就是認知功能的損害，包含了執行功能、判斷力、記憶力等。

為難的事情就從此發生，一名失智者有可能在疾病的初期並未表達對於末期的意願，但到了失智症進入重度時，卻已無法表達自己的意願。與重度失智進行對話，可以發現他們無法完全理解我們的問句，也有困難表達自己的意思。這讓家屬陷入替失智者做決定的為難。因此，除非失智者能於尚未罹患失智症或是在失智輕度時便先預立醫囑，否則難以達成病人自主與有效溝通之目標。

然而，即使在美國，過去研究顯示，也只有約三分之一的老年人有預立醫囑。雖然嘗試在護理之家推動安寧療護，但許多失智者在入住時，認知功能已經嚴重受損，而無法完成預立醫囑或是拒絕急救同意（DNR）的簽署。

台灣已經三讀通過「病人自主權利法」，其中也將末期失智者納入適法的範圍。雖然是病人自主的里程碑，但**要真能落實立法精神**，提升病患的末期照護品質，**重點其實是在高齡社會中，普遍地宣導與推廣早期預立醫囑的觀念**。

代理困境

當失智者因為嚴重的認知功能損害而無法進行知情同意時，醫療決策的擔子就會落在法定代理人的身上，通常是失智者的配偶或是子女。

他們經過漫長的照護過程，和失智者的感情深厚。**在是否撤除治療的決策壓力之間，面臨親族「不孝」的眼光，甚至是社會「殘忍」的評價，於是多傾向於繼續**

給予維生治療。殊不知這類的處置，僅是延長死亡，減低臨終的生活品質。

除了推廣早期預立醫囑，強調病人有權自主之外，更希望大家能對「善終」的意義有更深入的認識，減少偏見與誤解，讓代理決策的家屬能有勇氣地做出對失智者最適當的決定。

我曾於台北榮民總醫院進行過一項問卷研究，調查失智者的意願與家屬的想法，**發覺那些已經出現壓力情緒的家屬照護者，反而無法遵從失智者不想接受插管或是電擊等維生處置的心願**。

這個結果提醒了我們，身為失智者的配偶、子女、主要照護者，甚至是他的醫師，是否會因為捨不得、不忍心，或是自己的悲傷，反而阻礙失智者善終的可能？值得你我深思。

當最愛的人失智，想想他原本對生死的看法，他是否曾經表達過倘若臨終時希望怎麼做，他是否曾經表示希望接受安寧療護……

不瞞各位，多年前我早已簽署拒絕急救同意書。如果是我，我會說，到那日請溫柔地握著我的手，親親我，讓我能安適離去。謝謝你。

【附錄一】

抽血是否就可以知道有沒有得到阿茲海默氏症？

當新聞報導「一滴血，就可以知道是不是得了阿茲海默氏症」後，就常有家屬或病患，前來診間詢問我這個問題。

我通常會回答：「是的。過去的研究致力於尋找阿茲海默氏症的生物標記，目的就是想要找到一個簡易的檢測方法，能夠篩檢或是早期檢測阿茲海默氏症。研究發現，阿茲海默氏症患者的血液中，毒性蛋白的濃度與比例會與健康受試者不同，可以據此來協助診斷此疾病。只是，過去這類的技術受限於檢測的費用以及準確度，多只用來進行醫學研究，並未應用於臨床服務。早期的方法包括了抽取個案脊髓液或是血液來檢測。雖然脊髓液的檢測準確度高，但此項檢查為侵入性，不易為大眾所接受。所以並未普及。」

由於檢測技術的突破，現在已可利用抽血來檢測血中乙型類澱粉蛋白及Tau蛋白的濃度，並藉此來檢測是否可能罹患阿茲海默氏失智症。目前在台灣已經可以採行「免疫磁減量技術」（Immuno Magnetic Reduction）來進行。這是一種利用大量的奈米級磁珠，來捕捉血液中的微量蛋白質，再藉著磁場的改變，進一步計算出蛋白質的濃度。

透過這種技術，檢驗室可以偵測血液中每毫升中僅有十——十二公克的蛋白質，因而提升了檢測的敏感度與準確度。優點在於，此種檢驗，僅需抽血即可檢測。研究顯示，利用免疫磁減量法檢測所得的結果，與腦部類澱粉正子造影的結果呈現正相關性，甚至在部分輕度認知障礙個案身上，當正子造影尚未顯現異常時，透過免疫磁減量檢測，卻已可發現有異常的類澱粉蛋白濃度過高之現象。

這類的檢測並未納入健保給付的範圍，可以把它想像成一種健康檢查，需要自費來檢測。

檢測的過程很簡易，從受測者身上抽取周邊靜脈血四毫升，接下來經過離心處理後，血液會被送至檢驗端進行分析。檢測的結果依照台灣的臨床試驗結果，將分成「正常、可能有風險，以及高度懷疑阿茲海默氏症」三種程度。

簡單來說，檢測值呈現偏高者，表示血液中檢測出了稍高於正常人濃度的異常蛋白質，代表腦部可能已有異常蛋白質開始沉積，可能會有輕度認知障礙風險。

檢測值呈現明顯異常者，即血液中檢驗出高濃度異常蛋白質，可能有罹患阿茲海默氏症的風險，如果目前已經出現記憶力減退等等臨床症狀，則建議進一步至精神科、神經內科，或是記憶門診就醫。

這個檢驗過程雖簡易，但仍要提醒，檢測數值偏高或異常不代表百分之百就是罹患了阿茲海默氏症。建議大家在接受檢測之後，應向專長於失智症的專業醫師諮詢，以利於解讀報告，並進一步提供專業的診療意見，才能夠達到接受此種檢測的意義與精神，不過度驚慌，又能早期發現，立即處理，審慎面對。

對於臨床上已經有些許症狀，懷疑是罹患了阿茲海默氏失智症，但是現行臨床的檢查結果卻又介於邊緣或是非典型發現時，或可藉由此項檢測，來增加診斷的準確度。

由於失智症具有家族遺傳性，身為高危險的族群，許多家屬也會考慮進行此種檢測。對於目前並未有任何症狀的受測者而言，倘若想接受檢測，即便是費用上負擔得起，在接受檢驗之前，我常會問的一句話是：「你準備好了嗎？」

或許很多人在接受健康檢查時，都只是抱著有做就保健康的心態，或甚至是公司機關要求，於是配合接受檢查。其實在接受精密的健康檢查之前，建議至少要做好三種面向的預備。

一、首先是心理上的預備：舉例來說，此種免疫磁減量檢測，有可能在症狀出現的十數年前即顯現出陽性反應。正面的意義是，可以在尚未有症狀前，積極地改變生活習慣，或是進行非藥物的早期健康促進，以延後症狀的來臨，甚至是參與那些針對此類個案的前端研究試驗。

但另一方面，得知檢測結果，也可能會帶來內在的衝擊，影響接下來的人生規劃與決策。

畢竟失智症是個腦部疾患，不像某些器官一樣，還能考慮預防性切除等方式。還有一種情況是檢測結果介於正常值與異常值中間，也就是疑似有風險的灰色地帶。這種可能是，又可能不是的情況，也常讓受試者放不下心，在等待下一次的追蹤結果期間，產生心理上的壓力。

二、第二個則是保險上的預備：大家或許有聽過保險的「疾病告知與除外責任」。如果已經罹患該項疾病，有些保險就會被限制，無法購買，或是將來理賠時，會是除外責任，所以在確定診斷之後，可能會影響個案購買某些保險的權益。建議在確診之前，應該審視自身的保險內容。

第三個則是法律上的預備：更少人會想到的，就是法律上的問題，例如醫囑或是遺囑。

由於阿茲海默氏症會影響腦部功能，也就是很可能會影響一個人的理解、判斷，以及決策能力，也可說是法律上所謂的責任行為能力。

雖然目前在法律上，被診斷為極輕度或是輕度失智症患者，並不等同於被視為行為能力缺損者，但仍提醒各位須注意自身的權益。

另外，台灣已經三讀通過「病人自主權利法」，其中重度失智症也被納為此法的應用範圍。若認同此法案的精神，想要預立醫療自主計畫的個人，建議應於尚未罹病之前先行簽立，方能確保其效力。

除此之外，數年前已獲美國食品衛生管理局核准的「類澱粉正子攝影技術」，也有台灣學者投入本土開發，期望能合成此種特殊顯影劑，讓腦中沉澱的類澱粉蛋白現身成像，預計再不久，應可獲得國內主管機關的核准，讓檢測失智症再添生力軍。

一個抽血的檢測，是過去許多研究的累積。讓醫師擁有了更早期便檢測出阿茲海默氏症的工具，讓病患有機會在尚未出現臨床症狀之前，積極治療來改變病程。

此項檢測方法的上市，勢必改變台灣對於失智症早期檢測及早期介入的現況。想要接受檢測的個人，請務必多了解。

抽幾滴血去檢查並不難，在得知報告結果之後，期望能以正向的態度，積極地面對此問題，才能真正達到及早發現，儘早防治的目的。

【附錄二】

「愛護履歷表」示範

醫生、護士(或是XX師等)您好,謝謝各位照顧,這是蔡XX的簡單履歷,希望有幫助。

介紹:蔡XX,今年八十歲,小時暱稱菜頭,後輩稱呼他蔡阿公。舊時高雄縣人。年輕時做水電,喜歡唱演歌,看歌廳秀。

居家:過去住在南部老家。近十年跟兒子、媳婦同住在北部三樓公寓裡。太太已經過世，目前主要由兒子（蔡XX）媳婦（XXX）以及一名外籍看護（阿麗）照顧，（阿麗）已經來兩年多了，阿公適應的還可以。

疾病：目前有糖尿病、高血壓等慢性病，都有在服藥控制，不會主動吃藥，但是拿給他就會吃。天冷時，血壓就會飆高。對阿斯匹靈過敏。不太會吞膠囊藥。

溝通：會說日語，平日講台語，重聽，右邊耳朵比較好，有配助聽器，但是常常不戴。視力還可以，溝通有困難時，可筆談。

日常：走路不穩，多坐輪椅。上下樓梯需要人扶。吃東西需要協助準備，但可以自己吃，喝水容易嗆。牙齒不好，假牙不合很久都不戴了。平常都吃軟食。胃口不錯，愛吃甜的，但是水喝的不多，需要提醒。

睡眠：睡覺時常打鼾，醫師建議側睡。晚上起來兩到三次去上廁所，半夜有跌倒過一次。

盥洗：洗澡需要人協助，更換衣服需要人協助。對於異性照顧者有點排斥，有時候會堅持要等兒子來才肯洗澡。

注意：很怕痛。受傷換藥或抽血時如果刺激太多，可能會出手揮打旁人。他最擔心錢的問題，例如錢可能會被偷走啦，或者是住院會不會花很多錢啦。最不能忍耐肚子餓，會一直吵要東西吃。最喜歡吃酸甜口味的果凍。對醫師說的話比較會聽，最怕自己會中風。

撇步：最喜歡讀大學的孫女，逢人就要說一遍。生氣時可以放日本歌給他聽，喜歡聽美空雲雀的歌，他會跟著唱。

提醒：說過的話會忘記。會不記得太太走了，吵著要找太太，有時據實以告，有時推說太太去女兒家幫忙。看到衛生紙會想要拿走，收藏起來。

現在服用的藥物有：

降血壓藥XXX，劑量XX早上一顆。

降血糖藥物XXX，劑量XX，早、中、晚各一顆。
失智症藥物XXX，劑量XX，早、晚各一顆。
情緒穩定藥物XXX，劑量XX，有需要時才吃一顆。
軟便藥XXX，劑量XX，晚上兩顆。

【附錄三】

當家人失智，你可以諮詢的單位與申請的資源

全國性失智症相關協會與基金會

・台灣失智症協會，電話：0800-474-580
（失智症社會支持中心http://www.tada2002.org.tw/Support.Tada2002.org.tw）

・天主教失智老人社會福利基金會，電話：（02）2332-0992

・天主教康泰醫療教育基金會，電話：（02）2365-7780#14

醫療診斷

各醫療院所之精神科（身心科）專科醫師，神經內科專科醫師或失智症門診、記憶門

診等，皆可提供診斷，治療及照護諮詢。

或可至「台灣臨床失智症學會」（http://www.tds.org.tw），查詢「失智症診療醫師推薦名單」，內有分區介紹。

社會福利

受到失智症的影響，個人的日常生活功能會出現功能障礙，且此疾病可能慢慢地逐漸惡化。依政府規定，經診斷為失智症，可視需要申請「身心障礙手冊」。

但需注意初次就醫時，是無法立即申請身心障礙手冊，醫生必須經檢查、診斷，及觀察病程等，經三到六個月才能確定診斷以及協助申請身心障礙手冊。此福利可減輕病友及家人之部份負擔，詳細申請流程、補助內容可至「台灣失智症協會」網站查詢，或洽縣市政府社會局，或醫療單位醫師、護理師或個管師。

「身心障礙手冊」申請流程：須準備一吋半身照片三張，身分證影本或戶口名簿影本，私章。（委託申請者，受委託人另應檢附授權書及個人身分證影印本）。

首先到戶籍所在地的市公所社會課提出申請，並取得「身心障礙者鑑定表」，接著攜帶身心障礙者鑑定表到指定之鑑定醫療機構（通常是原就診醫院）辦理鑑定。經鑑定符合資格者，由市公所核發身心障礙手冊。

重大傷病

並不是每位失智者皆可申請重大傷病卡，依據健保局規定之重大傷病範圍（ICD-9（290）為老年期或初老期器質性精神病，因此，當失智者如無伴隨發生顯著之精神病症狀（如妄想、幻覺等），且病情不夠嚴重者，健保局常不予核准重大傷病卡的申請。初次就醫時，是無法立即申請重大傷病卡，醫生必須經檢查、診斷，及觀察病程等，經六個月才能申請。

請向醫師提出需求，開立重大傷病卡申請診斷書，經健保局認定符合資格者，由健保局核發重大傷病卡。

認知促進

•瑞智學堂

宗旨在於讓失智者聚在一起，參與有助功能促進之活動，學習克服記憶困難之方法。相關資訊，可洽「台灣失智症協會」之失智關懷專線。

部分縣市政府也有委託民間機構辦理類似活動，可洽衛生局、長照中心、社會局等。

職能治療所／物理治療所

經政府立案之私立治療場域，提供個別化，或是小團體之認知刺激治療，主要在活化腦部，促進日常生活功能，延緩失智症病程。

可參考本書上網查詢（www.probrain.com.tw），或詢問各地物理治療師公會，職能治療師公會等。

日間照顧

以托老為主。失智者白天在日照中心接受照顧服務，傍晚返家。

多數日照中心以輕、中度失能或失智症者，且無法定傳染病者為收案標準。詳情請直接與日間照顧機構聯繫評估。

費用補助方面，可以電話申請，或親自前往各縣市長期照顧管理中心洽詢。

社區據點

衛福部獎助辦理失智社區服務據點，針對已確診的失智者，或是疑似失智的個案，提供健康促進活動。

包括由人員帶領團體活動，以維持失智者之最佳功能狀態。提供電話問安諮詢及轉介服務，提供電話關懷，以掌握失智者平常的生活狀況，及適時給予服務及及家屬照護支持。進行關懷訪視服務，藉由專業人員或志工到家中訪視，以期能關心失智者起居生活，給予溫暖及支持。透過家屬支持團體彼此分享與鼓勵，抒發照顧者的壓力。不定期辦理家屬照顧技巧課程與健康講座，提升照顧者的照護能力。

詳情請直接與社區據點聯繫，或向各縣市衛生局及長期照顧管理中心洽詢。

長照資源

各縣市政府下設立有「長期照護管理中心」，提供民眾單一服務窗口。有各類長期照護相關資源轉介與福利諮詢的問題時，可透過長期照顧管理中心的協助，讓民眾獲得適切、完整的福利資訊與妥善的照護服務。

家屬可以向當地長期照顧管理中心申請相關資源補助。以電話或親自到各戶籍所在地的長期照護管理中心洽詢及申請。

服務內容包含照顧服務（居家服務、日間照顧及家庭托顧），交通接送，餐飲服務，輔具購買、租借及居家無障礙環境改善，居家護理，居家及社區復健，喘息服務，長期照顧機構服務，失智症照顧服務，原民族地區社區整合型服務，小規模多機能服務，家庭照顧者支持服務據點，成立社區整合型服務中心、複合型日間扶助中心與巷弄長照站，社區預防性照顧，預防失能或延緩失能之服務，延伸至出院準備服務，居家醫療等。

諮商輔導

若照顧者在調適上有困難，或者需要專業諮商，甚至是醫療的協助，請與各地諮商協談中心、各縣市政府的社區心理衛生中心聯絡，亦可洽詢失智關懷專線。

部分醫院設立有諮詢門診，提供衛教，或經由精神科門診，可提供相關諮商輔導或心理治療等協助。

防止走失

- **直接報警：**倘若失智者走失，請逕行報警，不須等待二十四小時。

請提供失智者的照片，證件，特徵等資訊給警方。

也可與失智症相關團體聯繫（0800-474-580），或與失蹤老人協尋中心（0800-056-789）聯繫，另外，也可尋求廣播（警廣空中派出所0800-110-110），社群媒體等共同協尋。

- **愛的手鍊：**申請愛的手鍊及相關匯款事宜，請直洽（02）2597-1700，中華民國老人福利推動聯盟「失蹤老人協尋中心」辦理。

需先下載申請書填寫，並附上身分證正、反面影本一份，醫院診斷書或身心障礙手冊或派出所走失記錄證明。

將相關文件郵寄或親送「失蹤老人協尋中心」辦理（地址：台北市民權西路79號3樓之2）（請附掛號回郵信封，需貼足三十元郵票）。

- **指紋捺印**：內政部警政署開辦自願指紋建檔服務，希望透過指紋辨識特徵，協助失智者儘速辨識身分，安全返家。

需準備印章，失智者兩吋照片兩張，戶口名簿或身心障礙手冊。自行至各縣市警察局或刑事鑑識中心申請。

辦理指紋捺印需要失智者親自前往警察局捺印指紋。當失智者不願意前往警局時，家屬可利用帶失智者參加宣導活動時，攜帶事先備妥的文件，前往辦理。許多失智症相關協會常利用辦理活動時，巧妙搭配警察機關辦理指紋捺印。可多留意相關訊息。

- **衛星定位**：可自費向「個人衛星定位器」廠商購買。若領有身心障礙手冊，有走失之虞，且具獨力外出能力的失智者，可申請身心障礙者輔具費用補助，以補助購買「個人衛星定位器」之費用。

流程須先到輔具中心，申請輔具評估（輔具中心參考網站https://repat.sfaa.gov.tw/catr/page/），接著攜帶輔具評估建議書與身心障礙手冊到縣市政府的社會課申請核定。收到核定公文後，於規定時限內完成購買，再持購買發票與保固書，到社會課申請補助款。

- **愛心布標：**透過QR code概念，家屬可將愛心布標縫在失智者常穿的衣服、背包、帽子上，以利警察或路人辨識及協助。

台灣失智症協會愛心布標申請（https://goo.gl/UqpgiD），約需七至十個工作天。申請者可自行到協會取件，也可以附三十元回郵信封與完整收件人及地址，協會將以回郵信封寄回。

看護工申請

一般失智者：需準備身分證、健保卡、照片、證明書文件，向醫院申請開立「病症暨失能診斷證明書」，由醫事人員進行綜合評估。

醫院將「病症暨失能診斷證明書」正本寄給申請人，副本通知申請人現居地的長期照顧管理中心。長期照顧管理中心會先電話聯繫申請人，以本國籍照顧服務員辦理媒合。

如申請人有正當理由無法僱用長照中心所媒合之本國籍照顧服務員者，得自開立病症暨失能診斷證明書之日起十四日至六十日期間內，向勞委會職業訓練局申請招募外籍看護工。

要提醒的是，證明書效期為六十日，倘若逾期後，才想申請外籍看護工，則須重新申請證明。

原已持有級別為重度、極重度等級之身心障礙手冊者，且其障礙項目為失智症、平衡機能障礙、智能障礙、染色體異常、先天代謝異常、植物人、精神病、其他先天缺陷、多重障礙者。可直接持身心障礙手冊，到申請人現居地的長期照顧管理中心申請，長期照顧管理中心會先以本國籍照顧服務員辦理媒合。

如申請人有正當理由無法僱用長照中心所媒合之本國籍照顧服務員者，得自開立病症暨失能診斷證明書之日起十四日至六十日期間內，向勞委會職業訓練局申請外籍看護工。

機構照顧

照顧機構依設置標準，可略分為養護機構（六十五歲以上，日常生活需他人協助，無技術性護理），長期照護機構（六十五歲以上，含技術性護理），以及護理之家（無年齡限制，含技術性護理）。

其費用不等，通常來說，設置來照護難度複雜度較高的機構，其費用也較高。若以失智症機構式照顧來看，現有三種模式：混合型（失智加失能）、專區型（失智症專區）、專責型。

機構式的照護，除了有專業的護理人員協助身體評估、護理服務，還有照顧服務員提供日常生活協助，另配置有社工師等提供相關的福利資源。

詳細收費數目，或是否有補助，需逕洽各機構。記得詳讀定型化契約書中的收費原則，並和機構多加確認，以了解照護費所包含項目，以及額外衍生的費用。

失智者團體家屋

這是提供失智者一種小規模，生活環境家庭化及照顧服務個別化的服務模式。滿足多元照顧服務需求，並提高其自主能力與生活品質。

有別於一般的機構式照護，家屋的空間規畫猶如一般家庭，有共用的客廳、餐廳、廚房、廁所，及屬於自己的臥室、廁所。

照顧服務員及工作人員都有受過失智症相關訓練，依個人喜好，制訂個別生活照顧計畫，以協助失智者維持其日常生活功能，安心過日，延緩退化病程。

收住標準以經醫師診斷為中度以上失智為原則，但仍具行動能力，需要被照顧的失智者。

監護或輔助宣告

失智者可能會對金錢、財產以及生活行為失去辨識與處理能力，導致不自覺的揮霍財物，或是容易遭到詐騙集團欺騙，產生財產被侵佔，或是非法移轉財產等事宜，進而引起許多法律糾紛。可考慮進行監護或輔助宣告。

流程：需準備診斷證明書、戶籍謄本、民事聲請狀，向法院（受監護宣告人戶籍所在地之法院）提出聲請，並付裁判費一仟元。

接著依受理之法院，指示前往指定鑑定機構接受鑑定，鑑定費用需自付。

若達到法律所規定宣告監護者，由法院裁定監護宣告。若法院認為未達宣告監護程度時，得為輔助宣告。

收到裁定書後，攜至戶政事務所，辦理監護宣告登記。完成監護宣告登記後，法院將會選出監護人，指定開具財產清冊人，於兩個月內開具財產清冊陳報法院。

失智症共同照護中心

上述醫療及社區服務資源項目繁多，申請手續及方式也有些不同，除向各地區長期照顧管理中心統一洽詢外，衛福部將於近期補助全國地方政府，設立失智症共同照護中心。由失智症個案管理師來協助失智者及其家屬，了解目前可申請的服務與資源，也接受失智者及家屬的申請，提供照護諮詢的服務，好讓失智能得到適當的照護。

國家圖書館預行編目資料

當最愛的人失智：除了醫療，寫一份「愛護履歷表」，才是最完整與尊嚴的照護／蔡佳芬著. --初版. --臺北市：寶瓶文化, 2017. 04
面； 公分. --（restart；13）
ISBN 978-986-406-083-2（平裝）
1. 失智症 2. 健康照護
415.934 106004057

寶瓶 AQUARIUS

restart 013

當最愛的人失智——除了醫療，寫一份「愛護履歷表」，才是最完整與尊嚴的照護

作者／蔡佳芬（臺北榮總精神科／失智症研究中心 主治醫師）
副總編輯／張純玲

發行人／張寶琴
社長兼總編輯／朱亞君
副總編輯／張純玲
資深編輯／丁慧瑋　編輯／林婕伃
美術主編／林慧雯
校對／張純玲・劉素芬・陳佩伶・蔡佳芬
營銷部主任／林歆婕　業務專員／林裕翔　企劃專員／李祉萱
財務主任／歐素琪
出版者／寶瓶文化事業股份有限公司
地址／台北市110信義區基隆路一段180號8樓
電話／(02) 27494988　傳真／(02) 27495072
郵政劃撥／19446403　寶瓶文化事業股份有限公司
印刷廠／世和印製企業有限公司
總經銷／大和書報圖書股份有限公司　電話／(02) 89902588
地址／新北市五股工業區五工五路2號　傳真／(02) 22997900
E-mail／aquarius@udngroup.com

著作完成日期／二〇一七年一月
初版一刷日期／二〇一七年四月七日
初版三刷+日期／二〇二〇年七月二十四日
ISBN／978-986-406-083-2
定價／三五〇元

AQUARIUS 寶瓶 文化事業

愛書人卡

感謝您熱心的為我們填寫，
對您的意見，我們會認真的加以參考，
希望寶瓶文化推出的每一本書，都能得到您的肯定與永遠的支持。

系列：Restart 013　書名：當最愛的人失智──除了醫療，寫一份「愛護履歷表」，才是最完整與尊嚴的照護

1. 姓名：＿＿＿＿＿＿＿＿　性別：□男　□女
2. 生日：＿＿年＿＿月＿＿日
3. 教育程度：□大學以上　□大學　□專科　□高中、高職　□高中職以下
4. 職業：＿＿＿＿＿＿＿
5. 聯絡地址：＿＿＿＿＿＿＿＿＿＿＿＿＿＿＿＿＿＿

   聯絡電話：＿＿＿＿＿＿＿＿　手機：＿＿＿＿＿＿＿＿
6. E-mail信箱：＿＿＿＿＿＿＿＿＿＿＿＿＿＿

   □同意　□不同意　免費獲得寶瓶文化叢書訊息
7. 購買日期：＿＿年＿＿月＿＿日
8. 您得知本書的管道：□報紙／雜誌　□電視／電台　□親友介紹　□逛書店　□網路　□傳單／海報　□廣告　□其他
9. 您在哪裡買到本書：□書店，店名＿＿＿＿＿　□劃撥　□現場活動　□贈書　□網路購書，網站名稱：＿＿＿＿＿＿　□其他＿＿＿＿＿
10. 對本書的建議：（請填代號　1. 滿意　2. 尚可　3. 再改進，請提供意見）

    內容：＿＿＿＿＿＿＿＿＿＿

    封面：＿＿＿＿＿＿＿＿＿＿

    編排：＿＿＿＿＿＿＿＿＿＿

    其他：＿＿＿＿＿＿＿＿＿＿

    綜合意見：＿＿＿＿＿＿＿＿＿＿＿＿＿＿＿＿＿＿＿＿
11. 希望我們未來出版哪一類的書籍：＿＿＿＿＿＿＿＿＿＿＿＿＿

讓文字與書寫的聲音大鳴大放

寶瓶文化事業股份有限公司

（請沿此虛線剪下）

廣 告 回 函
北區郵政管理局登記
證北台字15345號
免貼郵票

寶瓶文化事業股份有限公司收

110台北市信義區基隆路一段180號8樓

8F,180 KEELUNG RD.,SEC.1,

TAIPEI.(110)TAIWAN R.O.C.

（請沿虛線對折後寄回，或傳真至02-27495072。謝謝）